Entzündungshemmende Ernährung XXL

Bekämpfen Sie chronische Entzündungen natürlich, Stärken Sie Ihr Immunsystem mit unserem 30 Tage Plan und leckeren Diätrezepten!

Klara Genussgold

2 BONUS IM INNEREN

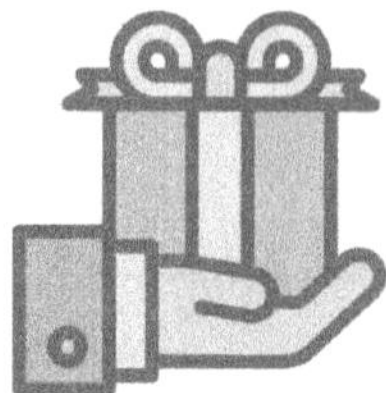

BONUS 1 - **Rezept-E-Book mit Snack-Ideen**

Das Bonus-E-Book "Schnelle Entzündungshemmer: Snack-Edition" ist der perfekte Begleiter für Ihre entzündungshemmende Diät, voller schneller, schmackhafter Snack-Rezepte, die durch farbenfrohe Bilder bereichert werden. Es bietet eine Vielzahl an gesunden Snacks für unterwegs oder für Zeiten, wenn es schnell gehen muss, darunter nahrhafte Smoothies, energiereiche Nussmischungen und kreative Gemüsechips, die täglich Ihr Wohlbefinden steigern.

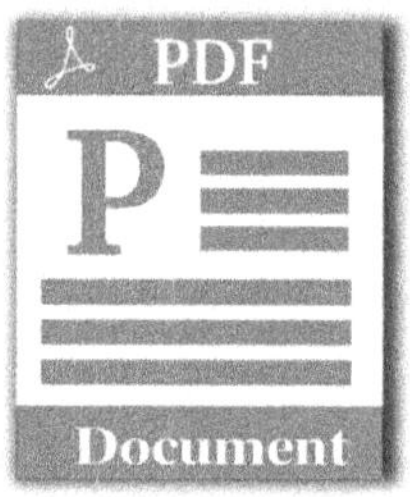

BONUS 2 - **herunterladbare digitale Tagebuch-App**

Food Diary: Das Buch bietet eine detaillierte Anleitung zur Nutzung einer digitalen **Tagebuch-App** für die Überwachung der Beziehung zwischen Ernährung und Gesundheit. Es erläutert, wie Nutzer durch die Analyse ihrer Ernährung entzündungsfördernde Lebensmittel identifizieren und durch gezielte Ernährungsumstellungen ihr Wohlbefinden verbessern können. Mit praktischen Tipps und persönlichen Erfahrungsberichten zeigt es, wie eine angepasste Ernährung die Lebensqualität steigern kann. Es richtet sich an alle, die ihre Ernährung überwachen und gesundheitliche Beschwerden aktiv reduzieren möchten.

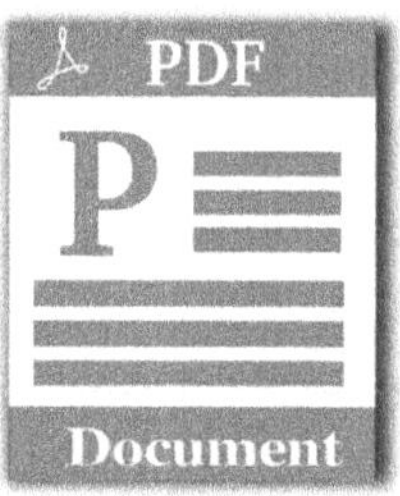

Gehen Sie zum Ende des Buches

Inhaltsverzeichnis

Einleitung

Überblick über die Bedeutung der entzündungshemmenden Ernährung.

In der heutigen Zeit gewinnt das Thema der entzündungshemmenden Ernährung immer mehr an Bedeutung. Eine Ernährungsweise, die darauf abzielt, Entzündungen im Körper zu reduzieren, kann einen bedeutenden Einfluss auf die Gesundheit und das Wohlbefinden haben. Doch was genau verbirgt sich hinter diesem Konzept und warum ist es so relevant für unser Wohlbefinden?

Was ist entzündungshemmende Ernährung?

Entzündungshemmende Ernährung ist mehr als nur eine Diät - sie ist ein ganzheitlicher Ansatz zur Förderung der Gesundheit und zur Vorbeugung von Krankheiten. Sie basiert auf der Idee, Lebensmittel zu wählen, die dazu beitragen, Entzündungen im Körper zu reduzieren, anstatt sie zu fördern. Entzündungen sind eine natürliche Reaktion des Körpers auf Schäden oder Infektionen, aber wenn sie chronisch werden, können sie zu einer Vielzahl von Gesundheitsproblemen führen, darunter Herzerkrankungen, Diabetes, Arthritis und sogar Krebs.

Die Rolle der Ernährung bei Entzündungen

Die Ernährung spielt eine entscheidende Rolle bei der Regulation von Entzündungen im Körper. Bestimmte Lebensmittel können entzündungsfördernd sein, während andere entzündungshemmende Eigenschaften aufweisen. Eine Ernährung, die reich an Antioxidantien, Omega-3-Fettsäuren, Vitaminen, Mineralstoffen und phytonutrienten ist, kann dazu beitragen, Entzündungen zu reduzieren und die Gesundheit zu fördern.

Beispiele für entzündungshemmende Lebensmittel

Zu den entzündungshemmenden Lebensmitteln gehören unter anderem:

- Grünes Blattgemüse wie Spinat, Grünkohl und Mangold, die reich an Antioxidantien und entzündungshemmenden Vitaminen sind.
- Fettreiche Fische wie Lachs, Makrele und Sardinen, die reich an Omega-3-Fettsäuren sind, die entzündungshemmende Eigenschaften haben.
- Beeren wie Blaubeeren, Himbeeren und Erdbeeren, die reich an Antioxidantien sind und dazu beitragen, Entzündungen zu reduzieren.
- Nüsse und Samen wie Walnüsse, Leinsamen und Chiasamen, die gesunde Fette und entzündungshemmende Nährstoffe liefern.

- Gewürze wie Kurkuma, Ingwer und Zimt, die starke entzündungshemmende Eigenschaften aufweisen.

Warum ist entzündungshemmende Ernährung wichtig?

Eine entzündungshemmende Ernährung ist wichtig, um die Gesundheit zu erhalten und das Risiko von chronischen Krankheiten zu reduzieren. Durch die Wahl von Lebensmitteln, die Entzündungen im Körper verringern, können wir unser Immunsystem stärken, die Gesundheit von Herz, Gehirn und Gelenken unterstützen und insgesamt unser Wohlbefinden verbessern. Indem wir uns bewusst für eine Ernährungsweise entscheiden, die Entzündungen bekämpft, können wir einen positiven Einfluss auf unsere langfristige Gesundheit nehmen.

In diesem Buch werden wir verschiedene Aspekte der entzündungshemmenden Ernährung erkunden, von den besten Lebensmitteln zur Bekämpfung von Entzündungen bis hin zu köstlichen Rezepten, die sowohl nahrhaft als auch entzündungshemmend sind. Lassen Sie uns gemeinsam auf eine Reise gehen, um die transformative Kraft der Ernährung zu entdecken und Ihren Körper dabei zu unterstützen, sein volles Potenzial zu entfalten.

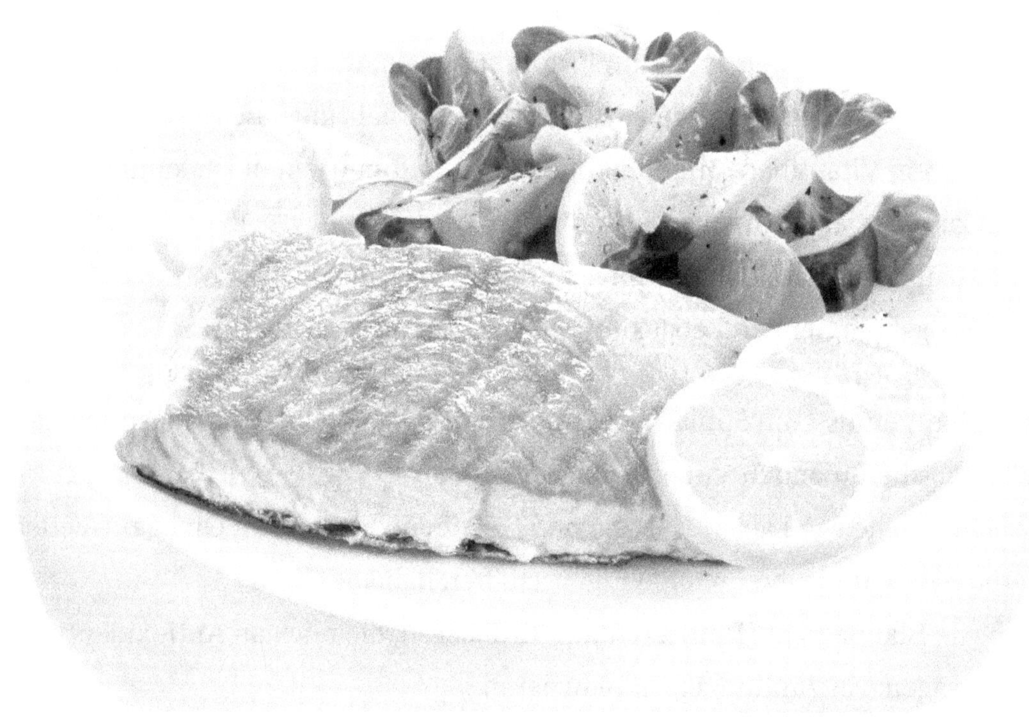

Wissenschaftliche Grundlagen, wie bestimmte Lebensmittel Entzündungen beeinflussen können.

Die Verbindung zwischen Ernährung und Entzündungen ist ein faszinierendes Forschungsfeld, das zeigt, wie unsere Essgewohnheiten die biochemischen Prozesse in unserem Körper beeinflussen können. Hier untersuchen wir die wissenschaftlichen Grundlagen, wie bestimmte Lebensmittel Entzündungen beeinflussen können und welche Mechanismen dabei eine Rolle spielen.

Entzündung und Krankheit

Entzündungen sind eine komplexe physiologische Reaktion des Körpers auf Schäden oder Infektionen. Sie sind Teil des Immunsystems und sollen den Körper vor Schädlingen schützen. In vielen Fällen sind Entzündungen jedoch chronisch und können zu einer Vielzahl von Krankheiten führen, darunter Herzerkrankungen, Diabetes, Krebs, Arthritis und Alzheimer. Daher ist es von entscheidender Bedeutung, die Faktoren zu verstehen, die zur Regulation von Entzündungen beitragen, einschließlich der Ernährung.

Lebensmittel und Entzündungen

Bestimmte Lebensmittel können entweder entzündungsfördernde oder entzündungshemmende Eigenschaften haben, je nach ihren Nährstoffgehalten und ihrer biochemischen Zusammensetzung. Hier sind einige Mechanismen, wie bestimmte Lebensmittel Entzündungen beeinflussen können:

Antioxidantien: Lebensmittel, die reich an Antioxidantien wie Vitamin C, Vitamin E, Beta-Carotin und Flavonoiden sind, können dazu beitragen, Entzündungen zu reduzieren, indem sie freie Radikale neutralisieren, die Entzündungen im Körper fördern können.

Omega-3-Fettsäuren: Fette sind entscheidend für die Regulation von Entzündungen, und Omega-3-Fettsäuren, die in fettreichen Fischen, Leinsamen, Chiasamen und Walnüssen vorkommen, können dazu beitragen, die Produktion entzündlicher Substanzen zu verringern.

Probiotika: Probiotika sind lebende Mikroorganismen, die eine positive Wirkung auf die Darmgesundheit haben können. Eine gesunde Darmflora kann Entzündungen reduzieren und das Immunsystem stärken.

Gesunde Kohlenhydrate: Vollkornprodukte, Obst und Gemüse liefern Ballaststoffe und komplexe Kohlenhydrate, die dazu beitragen können, Entzündungen zu reduzieren, indem sie den Blutzuckerspiegel stabilisieren und die Freisetzung entzündungsfördernder Hormone verringern.

Gewürze und Kräuter: Gewürze wie Kurkuma, Ingwer, Zimt und Knoblauch enthalten bioaktive Verbindungen, die starke entzündungshemmende Eigenschaften aufweisen und die Produktion von entzündlichen Zytokinen im Körper hemmen können.

Die Rolle der Ernährung bei der Entzündungsmodulation

Die Ernährung kann einen signifikanten Einfluss auf die Regulation von Entzündungen im Körper haben, sowohl positiv als auch negativ. Durch die Auswahl von Lebensmitteln, die reich an entzündungshemmenden Nährstoffen sind, und die Vermeidung von entzündungsfördernden Lebensmitteln können wir dazu beitragen, chronische Entzündungen zu reduzieren und das Risiko von entzündungsbedingten Krankheiten zu verringern.

In diesem Kapitel werden wir die wissenschaftlichen Grundlagen hinter der Beziehung zwischen Ernährung und Entzündungen untersuchen und die neuesten Erkenntnisse darüber diskutieren, wie bestimmte Lebensmittel und Nährstoffe die Entzündungsreaktion im Körper beeinflussen können.

Vorstellung der Kernkonzepte und Ziele des Buches.

In diesem Kapitel werden die grundlegenden Konzepte und Ziele des Buches "Entzündungshemmende Ernährung XXL" vorgestellt. Wir werden die Hauptziele des Buches erläutern und die Leser darüber informieren, was sie von der Lektüre erwarten können.

Entzündungshemmende Ernährung im Fokus

Die entzündungshemmende Ernährung hat sich als ein wichtiger Ansatz zur Förderung der Gesundheit und Prävention von Krankheiten erwiesen. Dieses Buch zielt darauf ab, die Leser mit den Grundlagen einer entzündungshemmenden Ernährung vertraut zu machen und praktische Tipps und Rezepte bereitzustellen, um eine entzündungshemmende Ernährungsweise in den Alltag zu integrieren.

Kernkonzepte des Buches

1. Entzündung und Gesundheit: Wir werden die Bedeutung von Entzündungen für die Gesundheit erklären und wie eine chronische Entzündung mit verschiedenen Krankheiten in Verbindung gebracht wird.
2. Entzündungshemmende Lebensmittel: Das Buch wird eine Vielzahl von entzündungshemmenden Lebensmitteln vorstellen, die reich an antioxidativen, entzündungshemmenden und immunstärkenden Nährstoffen sind.

3. Praktische Ernährungstipps: Wir werden praktische Tipps und Ratschläge geben, wie man eine entzündungshemmende Ernährung im Alltag umsetzen kann, einschließlich Einkaufslisten, Mahlzeitenplanung und Kochtechniken.
4. Rezepte für entzündungshemmende Gerichte: Das Buch wird eine Vielzahl von köstlichen und gesunden Rezepten enthalten, die speziell entwickelt wurden, um entzündungshemmende Nährstoffe zu liefern und den Geschmack zu befriedigen.
5. Ganzheitlicher Ansatz: Wir werden betonen, dass eine entzündungshemmende Ernährung Teil eines ganzheitlichen Ansatzes zur Förderung der Gesundheit ist, der auch regelmäßige Bewegung, Stressmanagement und ausreichend Schlaf umfasst.

Ziele des Buches

1. Den Lesern das Verständnis für die Bedeutung einer entzündungshemmenden Ernährung vermitteln.
2. Praktische Tipps und Ratschläge geben, wie man entzündungshemmende Lebensmittel in die tägliche Ernährung integrieren kann.
3. Eine Vielzahl von köstlichen und gesunden Rezepten zur Verfügung stellen, die entzündungshemmende Nährstoffe enthalten und einfach zuzubereiten sind.
4. Den Lesern helfen, ihre Gesundheit zu verbessern, Entzündungen zu reduzieren und das Risiko von entzündungsbedingten Krankheiten zu verringern.

Zusammenfassung
Dieses Buch bietet eine umfassende Einführung in die entzündungshemmende Ernährung und liefert praktische Ratschläge und Rezepte, um die Leser dabei zu unterstützen, eine gesunde und entzündungshemmende Ernährungsweise umzusetzen. Es ist für alle gedacht, die ihre Gesundheit verbessern und Entzündungen auf natürliche Weise reduzieren möchten.

Kapitel 1: Grundlagen der entzündungshemmenden Ernährung

Erläuterung der Hauptnährstoffe und ihre Rolle bei der Minderung von Entzündungen.

In diesem Kapitel werden die Hauptnährstoffe und ihre entscheidende Rolle bei der Minderung von Entzündungen erklärt. Wir werden die Bedeutung von Nährstoffen wie Antioxidantien, Omega-3-Fettsäuren, Vitaminen, Mineralstoffen und Ballaststoffen für die Entzündungshemmung erläutern.

Antioxidantien

Antioxidantien sind Moleküle, die freie Radikale neutralisieren, die Zellen schädigen und Entzündungen verursachen können. Sie spielen eine entscheidende Rolle bei der Bekämpfung von oxidativem Stress und der Reduzierung von Entzündungen im Körper. Lebensmittel wie Beeren, dunkles Blattgemüse, Nüsse, grüner Tee und Gewürze wie Kurkuma und Ingwer sind reich an Antioxidantien und sollten daher regelmäßig in die Ernährung integriert werden.

Omega-3-Fettsäuren

Omega-3-Fettsäuren, insbesondere Eicosapentaensäure (EPA) und Docosahexaensäure (DHA), sind essentielle Fettsäuren, die entzündungshemmende Eigenschaften haben. Sie helfen, die Produktion von entzündungsfördernden Molekülen im Körper zu verringern und tragen zur Aufrechterhaltung eines gesunden Entzündungspegels bei. Fettreiche Fische wie Lachs, Makrele und Sardinen sowie Leinsamen, Chiasamen und Walnüsse sind ausgezeichnete Quellen für Omega-3-Fettsäuren.

Vitamine und Mineralstoffe

Bestimmte Vitamine und Mineralstoffe spielen ebenfalls eine wichtige Rolle bei der Entzündungshemmung. Vitamin C, Vitamin E, Vitamin D und Zink sind bekannt für ihre antioxidativen und entzündungshemmenden Eigenschaften. Lebensmittel wie Zitrusfrüchte, Nüsse, Samen, grünes Blattgemüse und Pilze sind reich an diesen Nährstoffen und sollten regelmäßig konsumiert werden, um Entzündungen zu reduzieren.

Ballaststoffe

Ballaststoffe sind wichtig für eine gesunde Verdauung und können auch dazu beitragen, Entzündungen im Körper zu reduzieren. Sie fördern das Wachstum gesunder Darmbakterien, die eine Schlüsselrolle bei der Regulation des Immunsystems und der Entzündungsreaktionen spielen. Vollkornprodukte, Hülsenfrüchte, Gemüse, Obst und Nüsse sind gute Ballaststoffquellen und sollten in ausreichender Menge verzehrt werden.

Zusammenfassung

Die Hauptnährstoffe, einschließlich Antioxidantien, Omega-3-Fettsäuren, Vitamine, Mineralstoffe und Ballaststoffe, spielen eine wesentliche Rolle bei der Minderung von Entzündungen im Körper. Indem wir unsere Ernährung reich an diesen entzündungshemmenden Nährstoffen gestalten und eine Vielzahl von Lebensmitteln konsumieren, die sie enthalten, können wir dazu beitragen, Entzündungen zu reduzieren und die Gesundheit zu fördern. Dieses Kapitel bietet einen Überblick über die Bedeutung dieser Nährstoffe und wie sie in die Ernährung integriert werden können, um entzündungshemmende Effekte zu erzielen.

Liste der zu meidenden Lebensmittel und warum.

In diesem Kapitel werden wir eine Liste von Lebensmitteln präsentieren, die vermieden werden sollten, da sie Entzündungen im Körper fördern können. Wir werden die Gründe dafür erläutern und erklären, warum der Verzehr dieser Lebensmittel reduziert werden sollte, um eine entzündungshemmende Ernährung zu unterstützen.

1. Transfette und gehärtete Öle

Transfette und gehärtete Öle sind künstlich hergestellte Fette, die in vielen verarbeiteten Lebensmitteln wie Margarine, Backwaren, frittierten Lebensmitteln und Snacks vorkommen. Sie können Entzündungen fördern, indem sie die Produktion von entzündlichen Zytokinen im Körper erhöhen und gleichzeitig die Produktion von entzündungshemmenden Substanzen reduzieren. Der Verzehr von Transfetten sollte daher minimiert oder vermieden werden.

2. Zucker und raffinierte Kohlenhydrate

Zucker und raffinierte Kohlenhydrate, die in Süßigkeiten, Limonaden, verarbeiteten Snacks, Weißmehlprodukten und zuckerhaltigen Getränken enthalten sind, können Entzündungen im Körper fördern, indem sie den Blutzuckerspiegel schnell ansteigen lassen und Entzündungsreaktionen auslösen. Ein hoher Zuckerkonsum kann auch zu einer Dysbiose im Darm führen, was die Entzündungsreaktionen verstärken kann. Stattdessen sollten komplexe Kohlenhydrate aus Vollkornprodukten, Obst und Gemüse bevorzugt werden.

3. Gesättigte Fette und tierische Produkte

Der übermäßige Verzehr von gesättigten Fetten, die hauptsächlich in tierischen Produkten wie Fleisch, Butter, Käse und Vollmilch zu finden sind, kann Entzündungen im Körper fördern. Diese Fette können die Produktion von entzündlichen Botenstoffen erhöhen und das Risiko für chronische Entzündungskrankheiten erhöhen. Es wird empfohlen, den Konsum von gesättigten Fetten zu reduzieren und stattdessen gesunde Fettquellen wie Avocado, Nüsse, Samen und pflanzliche Öle zu bevorzugen.

4. Lebensmittel mit hohem glykämischen Index

Lebensmittel mit einem hohen glykämischen Index, wie zuckerhaltige Getränke, Weißbrot und verarbeitete Snacks, können Entzündungen im Körper fördern, indem sie den Blutzuckerspiegel schnell ansteigen lassen und Entzündungsreaktionen auslösen. Ein hoher glykämischer Index kann auch zu Insulinresistenz führen, was Entzündungen verstärken kann. Es wird empfohlen, Lebensmittel mit einem niedrigen bis mittleren glykämischen Index zu bevorzugen, um Entzündungen zu reduzieren.

Zusammenfassung

Die Liste der zu meidenden Lebensmittel umfasst Transfette und gehärtete Öle, Zucker und raffinierte Kohlenhydrate, gesättigte Fette und tierische Produkte sowie Lebensmittel mit einem hohen glykämischen Index. Durch die Reduzierung oder Vermeidung dieser Lebensmittel kann das Risiko für Entzündungen im Körper verringert werden, was zu einer besseren Gesundheit und einem geringeren Risiko für entzündungsbedingte Krankheiten führen kann. Dieses Kapitel bietet einen Überblick über die Gründe für die Vermeidung dieser Lebensmittel und wie sie durch entzündungshemmende Alternativen ersetzt werden können.

Tipps zum Lebensmitteleinkauf und zur Vorratshaltung.

In diesem Kapitel werden wir praktische Tipps für einen entzündungshemmenden Lebensmitteleinkauf und eine effektive Vorratshaltung geben. Ein bewusster und strategischer Einkauf von gesunden Lebensmitteln sowie eine sorgfältige Lagerung können dazu beitragen, eine entzündungshemmende Ernährung zu unterstützen und eine Vielzahl von nährstoffreichen Lebensmitteln zur Hand zu haben.

1. Erstellen Sie eine Einkaufsliste und planen Sie im Voraus

Bevor Sie einkaufen gehen, ist es ratsam, eine Einkaufsliste zu erstellen, die auf Ihren Mahlzeitenplänen und Rezepten basiert. Durch die Planung im Voraus können Sie sicherstellen, dass Sie alle benötigten Zutaten für entzündungshemmende Gerichte zur Hand haben und unnötige Einkäufe vermeiden.

2. Wählen Sie frische, saisonale und unverarbeitete Lebensmittel

Bevorzugen Sie beim Einkaufen frische, saisonale und unverarbeitete Lebensmittel wie Obst, Gemüse, Vollkornprodukte, mageres Protein und gesunde Fette. Diese Lebensmittel sind reich an entzündungshemmenden Nährstoffen und unterstützen eine gesunde Ernährung.

3. Lesen Sie die Etiketten und meiden Sie verarbeitete Lebensmittel

Achten Sie beim Einkauf von verpackten Lebensmitteln auf die Inhaltsstoffe und Nährwertangaben. Meiden Sie Lebensmittel mit hohen Mengen an Zucker, gesättigten Fetten, Transfetten und künstlichen Zusatzstoffen, da diese Entzündungen fördern können.

4. Kaufen Sie in loser Schüttung und verwenden Sie wiederverwendbare Behälter

Kaufen Sie Lebensmittel wie Getreide, Nüsse, Samen und Trockenfrüchte in loser Schüttung, um Verpackungsmüll zu reduzieren. Verwenden Sie wiederverwendbare Behälter und Beutel, um Ihre Einkäufe nachhaltig zu lagern.

5. Lagern Sie Lebensmittel richtig und verwenden Sie das FIFO-Prinzip

Richten Sie Ihren Vorratsschrank und Ihren Kühlschrank so ein, dass Sie die ältesten Lebensmittel zuerst verwenden (First In, First Out - FIFO). Lagern Sie Lebensmittel wie Obst, Gemüse und Milchprodukte im Kühlschrank, um ihre Frische und Haltbarkeit zu verlängern.

6. Vorbereitete Mahlzeiten und Snacks

Bereiten Sie gesunde Mahlzeiten und Snacks im Voraus zu und lagern Sie sie in luftdichten Behältern im Kühlschrank oder Gefrierschrank. Auf diese Weise haben Sie immer gesunde Optionen zur Hand, wenn Sie hungrig sind oder unterwegs sind.

Zusammenfassung

Ein bewusster Lebensmitteleinkauf und eine effektive Vorratshaltung sind wichtige Aspekte einer entzündungshemmenden Ernährung. Durch die Auswahl frischer, saisonaler und unverarbeiteter Lebensmittel, das Lesen von Etiketten, das Lagern von Lebensmitteln und die Vorbereitung von Mahlzeiten im Voraus können Sie eine gesunde Ernährung unterstützen und Entzündungen im Körper reduzieren. Dieses Kapitel bietet praktische Tipps und Strategien, um den Einkauf und die Vorratshaltung entzündungshemmender Lebensmittel zu optimieren.

Kapitel 2: Frühstück

Rezepte: Goldene Kurkuma-Latte mit Ingwer und Kokosmilch: Ein entzündungshemmender Wachmacher für den perfekten Start in den Tag

Zubereitungszeit: 5 Minuten / Kochzeit: 5 Minuten / Portionsgröße: 1 Tasse

Zutaten:

- 1 Tasse ungesüßte Kokosmilch
- 1 Teelöffel gemahlener Kurkuma
- 1 Teelöffel frisch geriebener Ingwer
- 1 Prise gemahlener schwarzer Pfeffer
- 1 Teelöffel Honig oder Ahornsirup (optional, nach Geschmack)
- Eine Prise Zimt (optional, zur Garnierung)
- Ein paar Ingwerscheiben (optional, zur Garnierung)

Anleitung:

1. In einem kleinen Topf die Kokosmilch erhitzen, bis sie warm ist, aber nicht kocht.
2. Füge den gemahlenen Kurkuma, den frisch geriebenen Ingwer und den schwarzen Pfeffer hinzu.
3. Rühre die Zutaten gut um, um sicherzustellen, dass sich der Kurkuma gut auflöst und der Geschmack sich entfaltet.
4. Nach Belieben den Honig oder Ahornsirup einrühren, um die Kurkuma-Latte zu süßen.
5. Die goldene Kurkuma-Latte in eine Tasse gießen und nach Wunsch mit einer Prise Zimt und ein paar Ingwerscheiben garnieren.
6. Genieße die entzündungshemmende und wärmende Wirkung dieser goldenen Kurkuma-Latte als perfekten Start in den Tag!

Nährwertangaben (pro Portion):

Kalorien: 150 / Fett: 12g / Kohlenhydrate: 10g / Ballaststoffe: 1g / Zucker: 6g / Protein: 1g

Rezepte: Grüner Power-Smoothie mit Spinat und Avocado: Ein antioxidatives Frühstück für nachhaltige Energie

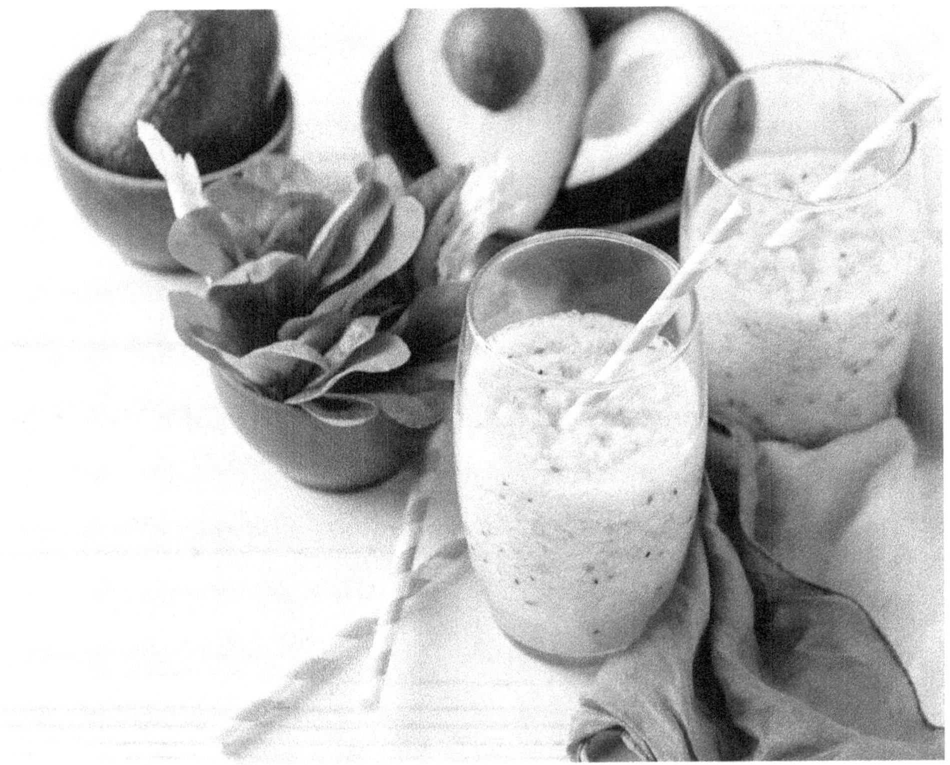

Zubereitungszeit: 5 Minuten / Kochzeit: 0 Minuten / Portionsgröße: 1 großes Glas

Zutaten:

- 1 reife Avocado
- 1 Handvoll frischer Spinatblätter
- 1 reife Banane
- ½ Tasse gefrorene Beeren (z.B. Blaubeeren oder Himbeeren)
- 1 Esslöffel Chiasamen
- 1 Teelöffel Honig oder Ahornsirup (optional, nach Geschmack)
- 1 Tasse ungesüßte Mandelmilch oder Wasser

Anleitung:

1. Die reife Avocado halbieren, den Kern entfernen und das Fruchtfleisch mit einem Löffel aus der Schale lösen. In den Mixer geben.
2. Die Handvoll frischen Spinat, die reife Banane (geschält), die gefrorenen Beeren und die Chiasamen hinzufügen.

3. Nach Belieben den Honig oder Ahornsirup hinzufügen, um den Smoothie zu süßen.

4. Die ungesüßte Mandelmilch oder Wasser hinzufügen, um die gewünschte Konsistenz zu erreichen.

5. Alles im Mixer mixen, bis ein cremiger und gleichmäßiger Smoothie entsteht.

6. Den grünen Power-Smoothie in ein großes Glas gießen und sofort genießen, um von seiner antioxidativen Wirkung und nachhaltigen Energie zu profitieren!

Nährwertangaben (pro Portion):

Kalorien: 280 / Fett: 16g / Kohlenhydrate: 32g / Ballaststoffe: 12g / Zucker: 14g / Protein: 5g

Rezepte: Avocado-Toast mit pochiertem Ei und Rucola: Gesunde Fette und Proteine für einen starken Start

Zubereitungszeit: 10 Minuten / Kochzeit: 5 Minuten / Portionsgröße: 1 Portion

Zutaten:

- 1 reife Avocado
- 1 Scheibe Vollkornbrot
- 1 Ei
- Eine Handvoll frischer Rucola
- Salz und Pfeffer nach Geschmack
- Optional: Spritzer Zitronensaft

Anleitung:

1. Wasser in einem kleinen Topf zum Kochen bringen. Die Hitze reduzieren, bis das Wasser nur noch leicht simmert.

2. Das Ei vorsichtig in eine kleine Schüssel aufschlagen. Ein kleines Sieb oder eine Tasse mit einer dünnen Schicht Folie auslegen. Das Ei in das Sieb oder die Tasse geben und vorsichtig das überschüssige Eiweiß abtropfen lassen.

3. Das Ei vorsichtig in das leicht simmernede Wasser gleiten lassen und etwa 3-4 Minuten pochieren, bis das Eiweiß fest, aber das Eigelb noch weich ist.

4. In der Zwischenzeit die reife Avocado halbieren und das Fruchtfleisch mit einem Löffel aus der Schale lösen. Die Avocado auf das Vollkornbrot streichen.

5. Den Rucola auf die Avocado legen.

6. Das pochierte Ei vorsichtig mit einem Schaumlöffel aus dem Wasser nehmen und auf den Rucola legen.

7. Mit Salz und Pfeffer würzen und nach Wunsch mit einem Spritzer Zitronensaft beträufeln.

8. Sofort servieren und genießen!

Nährwertangaben (pro Portion):

Kalorien: 340 / Fett: 23g / Kohlenhydrate: 24g / Ballaststoffe: 10g / Zucker: 2g / Protein: 14g

Rezepte: Chia-Pudding mit Beeren und Mandeln: Ein nährstoffreiches Frühstück voller Omega-3 und Antioxidantien

Zubereitungszeit: 5 Minuten / Kochzeit: 0 Minuten / Portionsgröße: 1 Portion

Zutaten:

- 2 Esslöffel Chiasamen
- ½ Tasse ungesüßte Mandelmilch
- ½ Teelöffel Vanilleextrakt
- 1 Teelöffel Ahornsirup oder Honig (optional, nach Geschmack)
- Eine Handvoll frische Beeren (z.B. Erdbeeren, Blaubeeren, Himbeeren)
- Einige Mandelblättchen oder gehackte Mandeln zum Garnieren

Anleitung:

1. In einer kleinen Schüssel die Chiasamen, die ungesüßte Mandelmilch, den Vanilleextrakt und den Ahornsirup (falls verwendet) vermengen.

2. Die Mischung gut umrühren, um sicherzustellen, dass die Chiasamen vollständig mit Flüssigkeit bedeckt sind.

3. Die Schüssel abdecken und den Chia-Pudding mindestens 2 Stunden oder über Nacht in den Kühlschrank stellen, damit die Chiasamen quellen können.

4. Den Chia-Pudding aus dem Kühlschrank nehmen und gut umrühren.

5. Den Chia-Pudding in eine Schüssel oder ein Glas geben und mit frischen Beeren und Mandeln garnieren.

6. Sofort servieren und genießen!

Nährwertangaben (pro Portion):

Kalorien: 220 / Fett: 12g / Kohlenhydrate: 21g / Ballaststoffe: 10g / Zucker: 7g / Protein: 7g

Rezepte: Quinoa-Frühstücksbowl mit geröstetem Gemüse und Tahini-Dressing: Ein entzündungshemmendes Powerfrühstück für aktive Tage

Zubereitungszeit: 10 Minuten / Kochzeit: 20 Minuten / Portionsgröße: 1 Portion

Zutaten:

- ½ Tasse Quinoa
- 1 Tasse Wasser oder Gemüsebrühe
- 1 kleine Süßkartoffel, gewürfelt
- ½ rote Paprika, in Streifen geschnitten
- ½ Zucchini, in Scheiben geschnitten
- 1 Esslöffel Olivenöl
- Salz und Pfeffer nach Geschmack
- Eine Handvoll Spinat oder Rucola
- 1 Esslöffel Tahini
- Saft einer halben Zitrone
- 1 Knoblauchzehe, gehackt
- Eine Prise gemahlener Kreuzkümmel
- Optional: gehackte frische Kräuter zum Garnieren

Anleitung:

1. Die Quinoa gründlich unter fließendem Wasser abspülen. In einem kleinen Topf das Wasser oder die Gemüsebrühe zum Kochen bringen. Die Quinoa hinzufügen, die Hitze reduzieren, abdecken und etwa 15-20 Minuten köcheln lassen, bis die Quinoa weich ist und das Wasser aufgesogen hat.

2. Währenddessen den Backofen auf 200°C vorheizen. Die gewürfelte Süßkartoffel, Paprika und Zucchini auf einem Backblech verteilen. Mit Olivenöl beträufeln und mit Salz und Pfeffer würzen. Im Backofen etwa 15-20 Minuten backen, bis das Gemüse weich und leicht gebräunt ist.

3. In einer kleinen Schüssel das Tahini-Dressing zubereiten, indem man Tahini, Zitronensaft, gehackten Knoblauch, gemahlenen Kreuzkümmel und eine Prise Salz vermischt. Nach Bedarf etwas Wasser hinzufügen, um die gewünschte Konsistenz zu erreichen.
4. Die gekochte Quinoa in eine Schüssel geben und das geröstete Gemüse darauf anrichten. Mit Spinat oder Rucola garnieren.
5. Das Tahini-Dressing über die Quinoa-Frühstücksbowl gießen.
6. Nach Wunsch mit gehackten frischen Kräutern garnieren und sofort servieren.

Nährwertangaben (pro Portion):

Kalorien: 450 / Fett: 22g / Kohlenhydrate: 54g / Ballaststoffe: 9g / Zucker: 8g / Protein: 12g

Rezepte: Kokos-Joghurt mit Granola und frischem Obst: Ein leichtes und erfrischendes Frühstück für einen sanften Start in den Tag

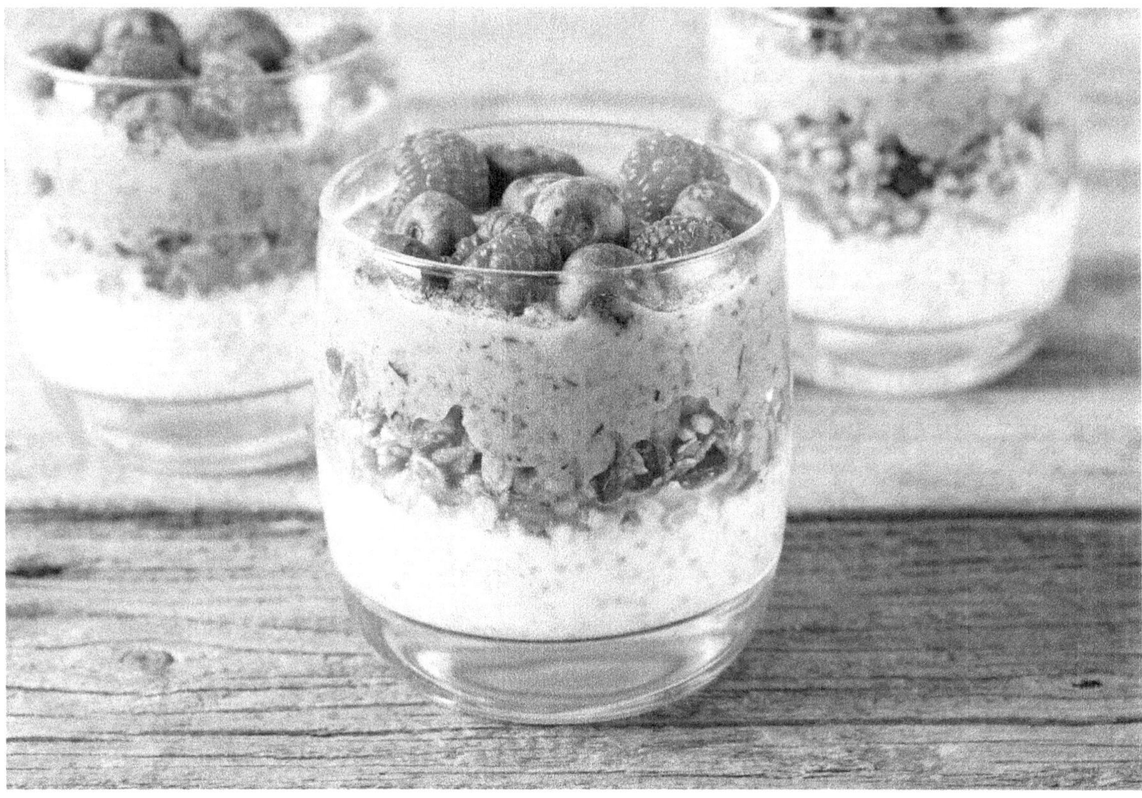

Zubereitungszeit: 5 Minuten / Kochzeit: 0 Minuten / Portionsgröße: 1 Portion

Zutaten:

- 1 Tasse ungesüßter Kokos-Joghurt
- ½ Tasse Granola (am besten selbstgemacht oder ungesüßt aus dem Laden)

- Eine Handvoll frisches Obst nach Wahl (z.B. Beeren, geschnittene Banane, Kiwi)
- Optional: Ein Teelöffel Honig oder Ahornsirup zum Süßen

Anleitung:

1. In einer Schüssel den ungesüßten Kokos-Joghurt bereitstellen.
2. Das Granola über den Kokos-Joghurt streuen.
3. Das frische Obst nach Wahl auf das Granola legen.
4. Nach Belieben mit einem Teelöffel Honig oder Ahornsirup süßen.
5. Sofort servieren und genießen!

Nährwertangaben (pro Portion):

Kalorien: 350 / Fett: 18g / Kohlenhydrate: 40g / Ballaststoffe: 6g / Zucker: 20g / Protein: 8g

Rezepte: Lachs-Rührei mit Dill und Vollkornbrot: Eine proteinreiche Mahlzeit mit Omega-3-Fettsäuren für langanhaltende Sättigung

Zubereitungszeit: 10 Minuten / Kochzeit: 5 Minuten / Portionsgröße: 1 Portion

Zutaten:

- 2 Eier
- 50g geräucherter Lachs, in kleine Stücke geschnitten
- Ein paar Zweige frischer Dill, fein gehackt
- Salz und Pfeffer nach Geschmack
- 1 Teelöffel Olivenöl oder Kokosöl
- 1 Scheibe Vollkornbrot, geröstet

Anleitung:

1. Die Eier in eine Schüssel geben und verquirlen. Mit Salz und Pfeffer würzen.
2. Das Olivenöl oder Kokosöl in einer Pfanne bei mittlerer Hitze erhitzen.
3. Die verquirlten Eier in die Pfanne geben und langsam stocken lassen, dabei gelegentlich umrühren.
4. Wenn das Rührei fast fertig ist, die Lachsstücke hinzufügen und kurz mitbraten, bis sie leicht erwärmt sind.

5. Den fein gehackten Dill über das Rührei streuen und kurz unterrühren.

6. Das geröstete Vollkornbrot auf einen Teller legen und das Lachs-Rührei daneben anrichten.

7. Sofort servieren und genießen!

Nährwertangaben (pro Portion):

Kalorien: 350 / Fett: 22g / Kohlenhydrate: 14g / Ballaststoffe: 3g / Zucker: 2g / Protein: 25g

Rezepte: Gemüse-Omelett mit Kurkuma und Paprika: Ein buntes und entzündungshemmendes Frühstück, das den Körper stärkt und belebt

Zubereitungszeit: 10 Minuten / Kochzeit: 10 Minuten / Portionsgröße: 1 Portion

Zutaten:

- 2 Eier
- 1 Teelöffel gemahlener Kurkuma
- ½ rote Paprika, gewürfelt
- Eine Handvoll Spinatblätter
- 2 Esslöffel gehackte Frühlingszwiebeln
- Salz und Pfeffer nach Geschmack
- 1 Teelöffel Olivenöl oder Kokosöl

Anleitung:

1. Die Eier in eine Schüssel geben und mit Kurkuma, Salz und Pfeffer verquirlen, bis alles gut vermischt ist.

2. Das Olivenöl oder Kokosöl in einer Pfanne bei mittlerer Hitze erhitzen.

3. Die gewürfelte rote Paprika und die gehackten Frühlingszwiebeln in die Pfanne geben und etwa 3-4 Minuten braten, bis sie leicht weich sind.

4. Die Spinatblätter hinzufügen und kurz mitbraten, bis sie zusammenfallen.

5. Die verquirlten Eier über das Gemüse in die Pfanne gießen.

6. Das Omelett langsam stocken lassen, dabei gelegentlich vorsichtig umrühren, bis es fast fest ist.

7. Das Omelett vorsichtig umklappen und auf einen Teller gleiten lassen.

8. Sofort servieren und genießen!

Nährwertangaben (pro Portion):

Kalorien: 280 / Fett: 20g / Kohlenhydrate: 8g / Ballaststoffe: 3g / Zucker: 4g / Protein: 18g

Rezepte: Entzündungshemmendes Pilzomelett

Zubereitungszeit: 10 Minuten / Kochzeit: 10 Minuten / Portionsgröße: 1 Portion

Zutaten:

- 2 Eier
- ½ Tasse geschnittene Pilze (z.B. Champignons, Shiitake, Austernpilze)
- 1 Esslöffel gehackte Zwiebel
- 1 Knoblauchzehe, gehackt
- Eine Handvoll frischer Spinat
- 1 Teelöffel Olivenöl oder Kokosöl
- Salz und Pfeffer nach Geschmack
- Eine Prise Kurkuma

Anleitung:

1. Die Pilze in einer trockenen Pfanne bei mittlerer Hitze anbraten, bis sie leicht gebräunt sind und Wasser verdunstet ist. Dann das Öl hinzufügen.
2. Die gehackte Zwiebel und den Knoblauch hinzufügen und etwa 2 Minuten braten, bis sie weich und duftend sind.
3. Den frischen Spinat hinzufügen und kurz mitbraten, bis er zusammenfällt.
4. Die Eier in eine Schüssel geben und verquirlen. Mit Salz, Pfeffer und einer Prise Kurkuma würzen.
5. Die verquirlten Eier über das Gemüse in die Pfanne gießen.
6. Das Omelett langsam stocken lassen, dabei gelegentlich vorsichtig umrühren, bis es fast fest ist.
7. Das Omelett vorsichtig umklappen und auf einen Teller gleiten lassen.
8. Sofort servieren und genießen!

Nährwertangaben (pro Portion):

Kalorien: 220 / Fett: 16g / Kohlenhydrate: 5g / Ballaststoffe: 2g / Zucker: 2g / Protein: 14g

Rezepte: Spinat und Bananen-Smoothie

Zubereitungszeit: 5 Minuten / Kochzeit: 0 Minuten / Portionsgröße: 1 Portion

Zutaten:

- 1 reife Banane, geschält und in Stücke geschnitten
- 1 Handvoll frischer Spinat
- ½ Tasse ungesüßte Mandelmilch oder Wasser
- 1 Esslöffel Chiasamen
- 1 Teelöffel Honig oder Ahornsirup (optional, nach Geschmack)
- Ein paar Eiswürfel (optional)

Anleitung:

1. Die Bananenstücke, den frischen Spinat, die ungesüßte Mandelmilch oder Wasser und die Chiasamen in einen Mixer geben.
2. Nach Belieben den Honig oder Ahornsirup hinzufügen, um den Smoothie zu süßen.
3. Optional ein paar Eiswürfel hinzufügen, um den Smoothie zu kühlen und eine dickere Konsistenz zu erreichen.
4. Alle Zutaten im Mixer mixen, bis ein cremiger und gleichmäßiger Smoothie entsteht.
5. Den Spinat und Bananen-Smoothie in ein Glas gießen und sofort servieren.

Nährwertangaben (pro Portion):

Kalorien: 200 / Fett: 5g / Kohlenhydrate: 35g / Ballaststoffe: 8g / Zucker: 18g / Protein: 4g

Jedes Rezept enthält eine Zutatenliste, Schritt-für-Schritt-Anleitungen und Nährwertangaben.

Kapitel: Rezeptgestaltung

In diesem Kapitel möchten wir Ihnen die Struktur und Inhalte unserer Rezepte näherbringen. Jedes Rezept in unserem Buch "Entzündungshemmende Ernährung XXL" folgt einem klaren Format, das eine einfache Zubereitung gewährleistet und alle notwendigen Informationen für eine gesunde Mahlzeit liefert.

1. Zutatenliste

Jedes Rezept beginnt mit einer detaillierten Zutatenliste. Hier werden alle erforderlichen Zutaten aufgeführt, damit Sie sich auf einen Blick einen Überblick über alles verschaffen können, was Sie benötigen. Die Zutaten sind nach ihrer Verwendung in den Schritt-für-Schritt-Anleitungen gruppiert, um die Zubereitung zu erleichtern.

2. Schritt-für-Schritt-Anleitungen

Nach der Zutatenliste folgen klare und präzise Schritt-für-Schritt-Anleitungen zur Zubereitung des Gerichts. Jeder Schritt ist einfach zu verstehen und wird mit klaren Anweisungen sowie gegebenenfalls mit Zeit- und Temperaturangaben versehen, um sicherzustellen, dass Ihre Mahlzeit perfekt gelingt.

3. Nährwertangaben

Am Ende jedes Rezepts finden Sie eine detaillierte Nährwerttabelle. Diese Angaben geben Auskunft über die Kalorienmenge sowie den Gehalt an Fett, Kohlenhydraten, Proteinen, Ballaststoffen und anderen wichtigen Nährstoffen pro Portion. Auf diese Weise können Sie die Nährwerte Ihrer Mahlzeit genau nachverfolgen und sicherstellen, dass sie Ihren Ernährungszielen entspricht.

Zusammenfassung

Unsere Rezepte sind so konzipiert, dass sie einfach zu verstehen und umzusetzen sind, während sie gleichzeitig gesunde und entzündungshemmende Zutaten verwenden. Mit klaren Zutatenlisten, Schritt-für-Schritt-Anleitungen und detaillierten Nährwertangaben möchten wir sicherstellen, dass Sie jedes Gericht problemlos zubereiten können und dabei eine gesunde Ernährung genießen können.

Kapitel 3: Snacks

Rezepte: Knusprige Kichererbsen-Chips mit Rosmarin: Ein würziger und knuspriger Snack voller pflanzlicher Proteine

Zubereitungszeit: 10 Minuten / Kochzeit: 30 Minuten / Portionsgröße: 4 Portionen

Zutaten:

- 2 Dosen Kichererbsen (je 400g), abgetropft und gründlich abgespült
- 2 Esslöffel Olivenöl
- 2 Teelöffel frischer Rosmarin, fein gehackt
- 1 Teelöffel Paprikapulver
- ½ Teelöffel Knoblauchpulver
- Salz und Pfeffer nach Geschmack

Anleitung:

1. Den Backofen auf 200°C vorheizen und ein Backblech mit Backpapier auslegen.
2. Die abgetropften und abgespülten Kichererbsen auf einem sauberen Küchentuch ausbreiten und vorsichtig trocken tupfen, um überschüssige Feuchtigkeit zu entfernen.
3. Die trockenen Kichererbsen in eine Schüssel geben und mit Olivenöl, frischem Rosmarin, Paprikapulver, Knoblauchpulver, Salz und Pfeffer vermengen, bis die Kichererbsen gleichmäßig gewürzt sind.
4. Die gewürzten Kichererbsen auf das vorbereitete Backblech geben und gleichmäßig verteilen.
5. Die Kichererbsen im vorgeheizten Backofen etwa 25-30 Minuten backen, bis sie knusprig und goldbraun sind, dabei gelegentlich umrühren, damit sie gleichmäßig bräunen.
6. Die knusprigen Kichererbsen-Chips aus dem Ofen nehmen und kurz abkühlen lassen.
7. In einer Schüssel servieren und sofort genießen oder in einem luftdichten Behälter aufbewahren, um sie später als Snack zu knabbern.

Nährwertangaben (pro Portion):

Kalorien: 180 / Fett: 6g / Kohlenhydrate: 24g / Ballaststoffe: 6g / Zucker: 4g / Protein: 8g

Rezepte: Gesunde Gemüsesticks mit Avocado-Dip: Frisches Gemüse mit cremigem Dip für eine köstliche und gesunde Zwischenmahlzeit

Zubereitungszeit: 15 Minuten / Kochzeit: 0 Minuten / Portionsgröße: 4 Portionen

Zutaten für die Gemüsesticks:

- 2 Karotten, geschält und in Stifte geschnitten
- 2 Selleriestangen, in Stifte geschnitten
- 1 rote Paprika, entkernt und in Streifen geschnitten
- 1 gelbe Paprika, entkernt und in Streifen geschnitten
- 1 Gurke, geschält und in Stifte geschnitten
- Eine Handvoll Cherrytomaten
- Einige Radieschen, geviertelt
- Einige Schnittlauchröllchen zum Garnieren

Zutaten für den Avocado-Dip:

- 1 reife Avocado, geschält und entkernt
- Saft einer halben Zitrone
- 1 Knoblauchzehe, gehackt
- Ein kleines Bund frischer Koriander oder Petersilie, gehackt
- Salz und Pfeffer nach Geschmack

Anleitung:

1. Die vorbereiteten Gemüsesticks auf einem Servierteller oder einer Platte anrichten.
2. Für den Avocado-Dip die Avocado in eine Schüssel geben und mit einer Gabel zerdrücken, bis eine cremige Konsistenz erreicht ist.
3. Den Zitronensaft, gehackten Knoblauch und gehackten Koriander oder Petersilie zur Avocado geben. Mit Salz und Pfeffer abschmecken und gut vermengen.
4. Den Avocado-Dip in eine kleine Schüssel geben und in die Mitte der Gemüsesticks platzieren.
5. Mit Schnittlauchröllchen garnieren.
6. Sofort servieren und genießen!

Nährwertangaben (pro Portion, ohne Dip):

Kalorien: 50 / Fett: 0.5g / Kohlenhydrate: 12g / Ballaststoffe: 4g / Zucker: 6g / Protein: 2g

*Die Nährwertangaben für den Dip variieren je nach genauer Menge und persönlichem Geschmack.

Rezepte: Zucchini-Hummus-Röllchen: Leichte und erfrischende Snacks, die Entzündungen bekämpfen und den Hunger stillen

Zubereitungszeit: 15 Minuten / Kochzeit: 0 Minuten / Portionsgröße: 4 Portionen

Zutaten:

- 2 mittelgroße Zucchini
- 1 Tasse klassischer Hummus
- Einige Blätter frische Minze oder Basilikum zum Garnieren
- Schwarzer Sesam oder Kürbiskerne zum Bestreuen (optional)

Anleitung:

1. Die Zucchini mit einem Gemüseschäler in dünne Streifen schneiden oder längs in dünne Scheiben schneiden.
2. Einen Esslöffel Hummus auf ein Ende jedes Zucchinistreifens geben und gleichmäßig verteilen.
3. Die Zucchini vorsichtig aufrollen, um kleine Röllchen zu bilden.
4. Die Zucchini-Hummus-Röllchen auf einer Servierplatte anrichten.
5. Mit frischen Minze- oder Basilikumblättern garnieren.
6. Optional mit schwarzen Sesam- oder Kürbiskernen bestreuen.
7. Sofort servieren oder bis zum Servieren im Kühlschrank aufbewahren.

Nährwertangaben (pro Portion):

Kalorien: 120 / Fett: 6g / Kohlenhydrate: 12g / Ballaststoffe: 4g / Zucker: 2g / Protein: 6g

Rezepte: Quinoa-Energiebällchen mit Trockenfrüchten: Kleine Kraftpakete voller Ballaststoffe und Nährstoffe für unterwegs

Zubereitungszeit: 15 Minuten / Kochzeit: 15 Minuten (für das Quinoa) / Portionsgröße: ca. 12 Energiebällchen

Zutaten:

- 1 Tasse gekochter Quinoa
- ½ Tasse gemischte Trockenfrüchte (z.B. Datteln, Feigen, Rosinen), grob gehackt
- ¼ Tasse Mandeln, grob gehackt
- 2 Esslöffel Mandelbutter oder Erdnussbutter
- 2 Esslöffel Ahornsirup oder Honig
- 1 Teelöffel Zimt
- Eine Prise Salz
- Kokosraspeln oder gehackte Nüsse zum Wälzen (optional)

Anleitung:

1. Den Quinoa gemäß den Anweisungen auf der Verpackung kochen und abkühlen lassen.
2. In einer großen Schüssel den gekochten Quinoa, die grob gehackten Trockenfrüchte, die grob gehackten Mandeln, die Mandelbutter oder Erdnussbutter, den Ahornsirup oder Honig, den Zimt und eine Prise Salz vermengen, bis alles gut kombiniert ist.
3. Die Mischung sollte klebrig genug sein, um zu kleinen Bällchen geformt zu werden. Falls die Mischung zu trocken ist, etwas mehr Mandelbutter oder Honig hinzufügen. Falls zu feucht, etwas mehr Quinoa oder gemahlene Nüsse hinzufügen.
4. Die Mischung zu kleinen Bällchen formen und nach Belieben in Kokosraspeln oder gehackten Nüssen wälzen, um sie zu bedecken.
5. Die Quinoa-Energiebällchen auf einem Tablett oder Teller anrichten und für mindestens 30 Minuten im Kühlschrank kalt stellen, damit sie fester werden.
6. In einem luftdichten Behälter im Kühlschrank aufbewahren und bei Bedarf als Snack genießen.

Nährwertangaben (pro Energiebällchen):
Kalorien: 100 / Fett: 4g / Kohlenhydrate: 15g / Ballaststoffe: 2g / Zucker: 8g / Protein: 3g

Rezepte: Gegrillte Paprika mit Feta und Oliven: Mediterrane Köstlichkeiten, die Entzündungen vorbeugen und den Gaumen verwöhnen

Zubereitungszeit: 15 Minuten / Kochzeit: 20 Minuten (für das Grillen) / Portionsgröße: 4 Portionen

Zutaten:

- 4 große rote Paprika
- 100g Feta-Käse, zerbröselt
- ¼ Tasse entkernte Kalamata-Oliven, grob gehackt
- 2 Esslöffel Olivenöl
- 2 Knoblauchzehen, fein gehackt
- 1 Esslöffel frische Petersilie, fein gehackt
- Salz und Pfeffer nach Geschmack

Anleitung:

1. Den Grill vorheizen oder eine Grillpfanne auf mittlere Hitze stellen.
2. Die roten Paprika waschen und halbieren. Die Kerne und die weißen Membranen entfernen.
3. Die Paprikahälften mit Olivenöl bestreichen und mit Salz und Pfeffer würzen.
4. Die Paprikahälften mit der Schnittfläche nach unten auf den Grill legen und etwa 10-12 Minuten grillen, bis die Haut schwarze Blasen bildet und die Paprika weich wird.
5. Die gegrillten Paprikahälften vom Grill nehmen und etwas abkühlen lassen.
6. In einer Schüssel den zerbröselten Feta-Käse, die grob gehackten Kalamata-Oliven, den fein gehackten Knoblauch und die frische Petersilie vermengen.
7. Die Feta-Oliven-Mischung gleichmäßig auf die gegrillten Paprikahälften verteilen.
8. Die gefüllten Paprikahälften nochmals für etwa 5 Minuten auf den Grill legen, bis der Feta leicht geschmolzen ist.
9. Die gegrillten Paprika mit Feta und Oliven heiß servieren und genießen!

Nährwertangaben (pro Portion):
Kalorien: 180 / Fett: 14g / Kohlenhydrate: 10g / Ballaststoffe: 4g / Zucker: 6g / Protein: 5g

Rezepte: Gefüllte Datteln mit Mandelbutter und Kokosraspeln: Süße und nahrhafte Snacks für eine gesunde Nascherei zwischendurch

Zubereitungszeit: 10 Minuten / Kochzeit: 0 Minuten / Portionsgröße: 12 gefüllte Datteln

Zutaten:

- 12 entsteinte Medjool-Datteln
- ¼ Tasse Mandelbutter
- 2 Esslöffel ungesüßte Kokosraspeln

Anleitung:

1. Die entsteinten Medjool-Datteln längs aufschneiden, dabei aber darauf achten, sie nicht komplett zu halbieren, sondern eine Tasche zu formen.
2. Einen Teelöffel Mandelbutter in jede Dattel geben und gleichmäßig verteilen.
3. Die gefüllten Datteln vorsichtig mit den Kokosraspeln bestreuen, bis sie gleichmäßig bedeckt sind.
4. Die gefüllten Datteln auf einem Teller anrichten und nach Belieben kalt stellen, bevor sie serviert werden.
5. Die gefüllten Datteln als gesunde Nascherei genießen!

Nährwertangaben (pro gefüllter Dattel):
Kalorien: 70 / Fett: 3g / Kohlenhydrate: 11g / Ballaststoffe: 2g / Zucker: 9g / Protein: 1g

Rezepte: Brokkoli-Tofu-Spieße mit Erdnuss-Dip: Proteinreiche Snacks mit knackigem Gemüse und würziger Erdnusssauce

Zubereitungszeit: 20 Minuten / Kochzeit: 15 Minuten / Portionsgröße: 4 Portionen

Zutaten für die Brokkoli-Tofu-Spieße:

- 1 Block fester Tofu, in Würfel geschnitten
- 2 Tassen Brokkoliröschen
- 1 rote Paprika, in große Stücke geschnitten
- 1 Zucchini, in dicke Scheiben geschnitten
- 2 Esslöffel Olivenöl
- Salz und Pfeffer nach Geschmack

Zutaten für den Erdnuss-Dip:

- ¼ Tasse Erdnussbutter
- 2 Esslöffel Sojasauce

- 1 Esslöffel Reisessig
- 1 Esslöffel Ahornsirup oder Honig
- 1 Teelöffel geriebener frischer Ingwer
- 1 Knoblauchzehe, gehackt
- 2 Esslöffel Wasser (bei Bedarf, um die Konsistenz anzupassen)
- Sesamsamen und gehackter Koriander zum Garnieren (optional)

Anleitung:

1. Die Brokkoliröschen in leicht gesalzenem Wasser 2-3 Minuten blanchieren, dann abtropfen lassen und beiseite stellen.
2. Die Tofuwürfel mit Salz und Pfeffer würzen und in einer Pfanne mit heißem Olivenöl goldbraun braten. Auf Küchenpapier abtropfen lassen.
3. Die Brokkoliröschen, rote Paprika und Zucchinischeiben abwechselnd auf Spieße stecken.
4. Für den Erdnuss-Dip alle Zutaten in einer kleinen Schüssel verrühren, bis eine glatte Sauce entsteht. Bei Bedarf Wasser hinzufügen, um die gewünschte Konsistenz zu erreichen.
5. Die Brokkoli-Tofu-Spieße auf einem Servierteller anrichten und mit der Erdnuss-Sauce servieren.
6. Nach Belieben mit Sesamsamen und gehacktem Koriander garnieren.
7. Sofort servieren und genießen!

Nährwertangaben (pro Portion, mit Dip):
Kalorien: 320 / Fett: 22g / Kohlenhydrate: 17g / Ballaststoffe: 5g / Zucker: 7g / Protein: 18g

Rezepte: Chia-Pudding-Snack-Jars mit Beeren: Kleine Portionen entzündungshemmender Leckereien für unterwegs oder als Nachtisch
Zubereitungszeit: 10 Minuten / Kochzeit: 0 Minuten / Portionsgröße: 4 kleine Gläser
Zutaten:

- ¼ Tasse Chiasamen
- 1 Tasse ungesüßte Mandelmilch oder eine andere pflanzliche Milch
- 1 Teelöffel Ahornsirup oder Honig (optional)
- 1 Teelöffel Vanilleextrakt

- Eine Prise Zimt
- Eine Handvoll frische Beeren (z.B. Himbeeren, Blaubeeren, Erdbeeren)
- Einige Minzblätter zum Garnieren (optional)

Anleitung:

1. In einer mittelgroßen Schüssel die Chiasamen, Mandelmilch, Ahornsirup oder Honig (falls verwendet), Vanilleextrakt und Zimt vermengen.
2. Die Mischung gut umrühren, bis alle Zutaten gut vermischt sind.
3. Die Schüssel abdecken und den Chia-Pudding mindestens 2 Stunden oder über Nacht im Kühlschrank quellen lassen, bis eine puddingartige Konsistenz erreicht ist.
4. Den Chia-Pudding gleichmäßig auf 4 kleine Gläser oder Behälter verteilen.
5. Die frischen Beeren auf den Chia-Pudding geben.
6. Nach Belieben mit Minzblättern garnieren.
7. Die Snack-Jars im Kühlschrank aufbewahren, bis sie serviert werden.

Nährwertangaben (pro Portion):
Kalorien: 90 / Fett: 4g / Kohlenhydrate: 10g / Ballaststoffe: 6g / Zucker: 3g / Protein: 3g

Rezepte: Gemüsesticks mit Hummus
Zubereitungszeit: 15 Minuten / Kochzeit: 0 Minuten / Portionsgröße: 4 Portionen
Zutaten:

- 2 Karotten, in Sticks geschnitten
- 2 Selleriestangen, in Sticks geschnitten
- 1 rote Paprika, in Streifen geschnitten
- 1 gelbe Paprika, in Streifen geschnitten
- 1 grüne Paprika, in Streifen geschnitten
- 1 Gurke, in Sticks geschnitten
- Hummus zum Servieren

Anleitung:

1. Die Karotten, Selleriestangen, rote, gelbe und grüne Paprika sowie die Gurke vorbereiten und in Sticks schneiden.
2. Die Gemüsesticks auf einem Servierteller anrichten.
3. Den Hummus in eine Schüssel geben und neben den Gemüsesticks auf dem Teller platzieren.
4. Die Gemüsesticks in den Hummus dippen und genießen!

Nährwertangaben (pro Portion, ohne Hummus):

Kalorien: 50 / Fett: 0.5g / Kohlenhydrate: 11g / Ballaststoffe: 4g / Zucker: 6g / Protein: 2g

Rezepte: Entzündungshemmende Kekse aus alternativen Mehlen

Zubereitungszeit: 15 Minuten / Kochzeit: 12 Minuten / Portionsgröße: 12 Kekse

Zutaten:

- 1 Tasse Mandelmehl
- ¼ Tasse Kokosmehl
- 2 Esslöffel Kokosöl, geschmolzen
- 3 Esslöffel Ahornsirup oder Honig
- 1 Teelöffel Zimt
- ¼ Teelöffel gemahlener Ingwer
- Eine Prise Salz
- 1 Ei
- ½ Teelöffel Backpulver
- ½ Teelöffel Vanilleextrakt

Anleitung:

1. Den Ofen auf 180°C vorheizen und ein Backblech mit Backpapier auslegen.
2. In einer Schüssel das Mandelmehl, Kokosmehl, geschmolzenes Kokosöl, Ahornsirup oder Honig, Zimt, gemahlenen Ingwer, eine Prise Salz, ein Ei, Backpulver und Vanilleextrakt vermengen, bis ein gleichmäßiger Teig entsteht.
3. Den Teig zu kleinen Kugeln formen und auf das vorbereitete Backblech legen. Mit einer Gabel leicht flach drücken, um die Kekse zu formen.
4. Die Kekse etwa 10-12 Minuten backen, bis sie goldbraun sind.

5. Die Kekse aus dem Ofen nehmen und auf einem Rost vollständig abkühlen lassen.

6. Nach dem Abkühlen können die Kekse serviert oder in einem luftdichten Behälter aufbewahrt werden.

Nährwertangaben (pro Keks):

Kalorien: 90 / Fett: 6g / Kohlenhydrate: 7g / Ballaststoffe: 2g / Zucker: 3g / Protein: 2g

Diskussion über die Wichtigkeit von gesunden Snacks zwischen den Mahlzeiten.

In diesem Kapitel möchten wir die Bedeutung von gesunden Snacks zwischen den Mahlzeiten diskutieren. Snacks spielen eine wichtige Rolle in unserer Ernährung und können dazu beitragen, den Blutzuckerspiegel stabil zu halten, den Stoffwechsel anzukurbeln und uns mit wichtigen Nährstoffen zu versorgen.

1. Stabilisierung des Blutzuckerspiegels

Gesunde Snacks zwischen den Mahlzeiten können dazu beitragen, den Blutzuckerspiegel stabil zu halten. Wenn wir zu lange ohne Nahrung auskommen, kann unser Blutzuckerspiegel abfallen, was zu Müdigkeit, Heißhunger und einem Energietief führen kann. Durch regelmäßiges Essen von gesunden Snacks können wir dieses Ungleichgewicht vermeiden und einen konstanten Energiefluss aufrechterhalten.

2. Anregung des Stoffwechsels

Snacks können auch dazu beitragen, unseren Stoffwechsel anzukurbeln. Indem wir unseren Körper regelmäßig mit kleinen Mahlzeiten versorgen, halten wir unseren Stoffwechsel in Schwung und fördern die Fettverbrennung. Gesunde Snacks, die eine ausgewogene Kombination aus Protein, gesunden Fetten und Ballaststoffen enthalten, können besonders effektiv sein, um den Stoffwechsel anzukurbeln.

3. Bereitstellung wichtiger Nährstoffe

Gesunde Snacks liefern uns auch wichtige Nährstoffe, die unser Körper benötigt, um optimal zu funktionieren. Obst, Gemüse, Nüsse, Samen und Vollkornprodukte sind reich an Vitaminen, Mineralstoffen, Antioxidantien und anderen essentiellen Nährstoffen, die dazu beitragen können, Entzündungen zu reduzieren, das Immunsystem zu stärken und die allgemeine Gesundheit zu fördern.

4. Vermeidung von Heißhungerattacken

Durch regelmäßiges Essen von gesunden Snacks können wir auch Heißhungerattacken vermeiden. Wenn wir zu lange zwischen den Mahlzeiten warten, neigen wir dazu, beim nächsten Essen übermäßig viel zu essen und ungesunde Lebensmittel zu wählen. Durch das regelmäßige Essen von gesunden Snacks halten wir unseren Hunger unter Kontrolle und reduzieren das Verlangen nach ungesunden Lebensmitteln.

Zusammenfassung

Gesunde Snacks zwischen den Mahlzeiten sind ein wichtiger Bestandteil einer ausgewogenen Ernährung. Sie helfen dabei, den Blutzuckerspiegel zu stabilisieren, den Stoffwechsel anzukurbeln, wichtige Nährstoffe bereitzustellen und Heißhungerattacken zu vermeiden. Indem wir auf gesunde Snacks setzen, können wir unsere Gesundheit und unser Wohlbefinden verbessern und uns auf lange Sicht besser fühlen.

Kapitel 4: Mittagessen

Rezepte: Gegrillter Lachs mit Quinoa und geröstetem Gemüse: Eine ausgewogene Mahlzeit voller Omega-3 und Antioxidantien

Zubereitungszeit: 15 Minuten / Kochzeit: 25 Minuten / Portionsgröße: 4 Portionen

Zutaten:

- 4 Lachsfilets
- 1 Tasse Quinoa, gewaschen
- 2 Tassen Gemüsebrühe
- 2 Tassen gemischtes Gemüse (z.B. Paprika, Zucchini, Cherrytomaten)
- 2 Esslöffel Olivenöl
- Salz und Pfeffer nach Geschmack
- Frische Kräuter (z.B. Petersilie oder Schnittlauch) zum Garnieren

Anleitung:

1. Den Grill vorheizen oder eine Grillpfanne auf mittlere Hitze stellen.
2. Die Quinoa in einem Sieb gründlich abspülen und dann in einem Topf mit der Gemüsebrühe zum Kochen bringen. Die Hitze reduzieren und die Quinoa etwa 15-20 Minuten köcheln lassen, bis sie gar ist und die Flüssigkeit aufgenommen hat.
3. In der Zwischenzeit das gemischte Gemüse waschen und in mundgerechte Stücke schneiden.
4. Das Gemüse auf ein mit Backpapier ausgelegtes Backblech geben, mit Olivenöl beträufeln und mit Salz und Pfeffer würzen. Im vorgeheizten Grill oder Backofen bei 200°C etwa 15-20 Minuten rösten, bis es weich und leicht gebräunt ist.
5. Die Lachsfilets mit Salz und Pfeffer würzen und auf den Grill legen. Etwa 4-5 Minuten pro Seite grillen, bis der Lachs gar ist und eine goldene Kruste hat.
6. Die gegarten Lachsfilets mit Quinoa und geröstetem Gemüse auf Tellern anrichten.
7. Mit frischen Kräutern garnieren und sofort servieren.

Nährwertangaben (pro Portion):

Kalorien: 420 / Fett: 18g / Kohlenhydrate: 30g / Ballaststoffe: 4g / Zucker: 3g / Protein: 32g

Rezepte: Vegetarische Buddha Bowl mit Kurkuma-Tahini-Dressing: Eine bunte Schüssel voller entzündungshemmender Zutaten und köstlicher Aromen

Zubereitungszeit: 20 Minuten / Kochzeit: 20 Minuten / Portionsgröße: 4 Portionen

Zutaten:

Für die Buddha Bowl:

- 2 Tassen gekochter Quinoa
- 1 Dose Kichererbsen, abgetropft und gespült
- 2 Süßkartoffeln, geschält und in Würfel geschnitten
- 2 Karotten, in Scheiben geschnitten
- 2 Tassen Brokkoliröschen
- 2 Handvoll Babyspinat oder Grünkohl
- 1 Avocado, in Scheiben geschnitten
- 1 Esslöffel Olivenöl
- Salz und Pfeffer nach Geschmack

Für das Kurkuma-Tahini-Dressing:

- 3 Esslöffel Tahini
- 2 Esslöffel Wasser
- 1 Esslöffel Zitronensaft
- 1 Teelöffel Kurkumapulver
- 1 Knoblauchzehe, gehackt
- Salz und Pfeffer nach Geschmack

Anleitung:

1. Den Ofen auf 200°C vorheizen und ein Backblech mit Backpapier auslegen.
2. Die Süßkartoffelwürfel und die Karottenscheiben auf das Backblech legen, mit Olivenöl beträufeln und mit Salz und Pfeffer würzen. Im vorgeheizten Ofen etwa 20 Minuten backen, bis sie weich und leicht gebräunt sind.
3. In der Zwischenzeit die Brokkoliröschen in kochendem Wasser 2-3 Minuten blanchieren, dann abtropfen lassen und beiseite stellen.

4. Für das Dressing alle Zutaten in einer kleinen Schüssel verrühren, bis eine glatte Sauce entsteht. Bei Bedarf Wasser hinzufügen, um die gewünschte Konsistenz zu erreichen.

5. Die gekochten Quinoa in 4 Schüsseln aufteilen. Die gerösteten Süßkartoffeln, Karotten, Kichererbsen, blanchierten Brokkoliröschen, Avocadoscheiben und Babyspinat oder Grünkohl auf die Schüsseln verteilen.

6. Das Kurkuma-Tahini-Dressing über die Buddha Bowls träufeln.

7. Nach Belieben mit frischen Kräutern oder Sesamsamen garnieren.

8. Sofort servieren und genießen!

Nährwertangaben (pro Portion):

Kalorien: 480 / Fett: 20g / Kohlenhydrate: 60g / Ballaststoffe: 15g / Zucker: 6g / Protein: 15g

Rezepte: Rote Linsen-Curry mit Kokosmilch und frischem Koriander: Ein würziges und wärmendes Gericht, das Entzündungen bekämpft und den Gaumen verwöhnt

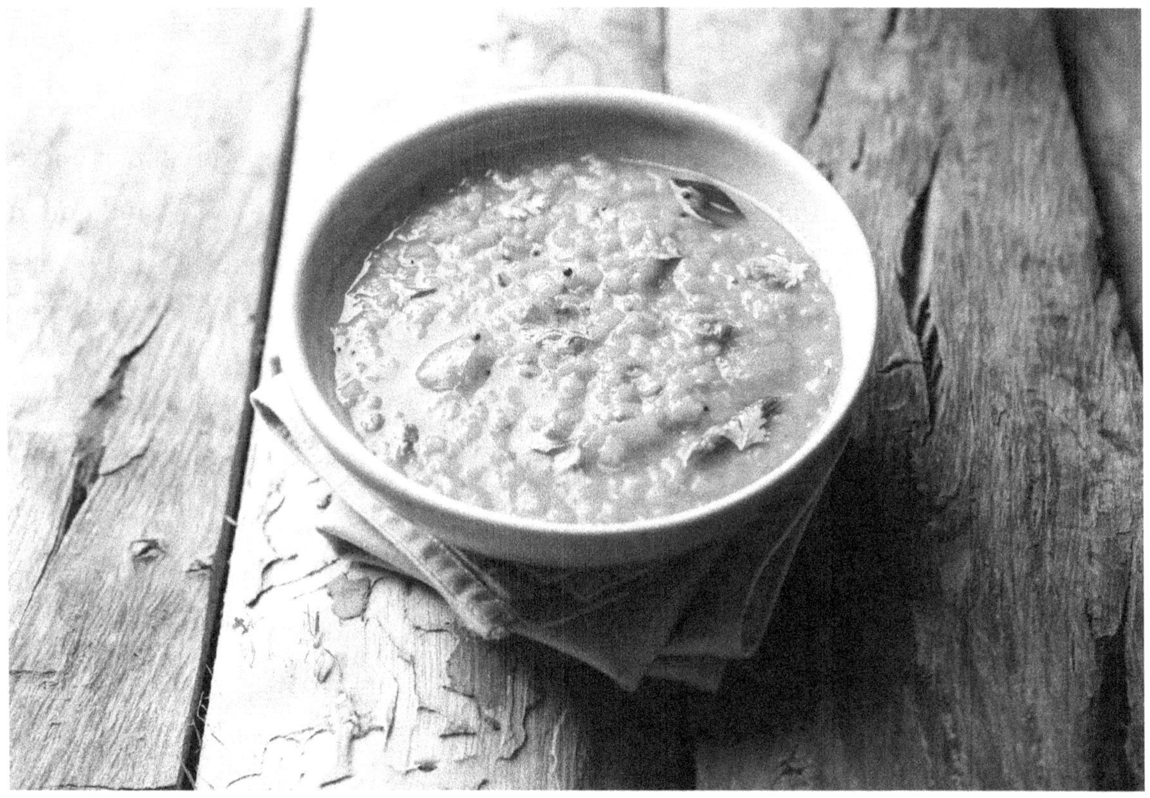

Zubereitungszeit: 10 Minuten / Kochzeit: 25 Minuten / Portionsgröße: 4 Portionen

Zutaten:

- 1 Tasse rote Linsen, gewaschen
- 1 Zwiebel, fein gehackt
- 2 Knoblauchzehen, gehackt
- 1 Teelöffel Ingwer, gerieben
- 1 rote Paprika, in Streifen geschnitten
- 1 Dose (400 ml) Kokosmilch
- 2 Esslöffel rote Currypaste
- 1 Esslöffel Kokosöl
- 2 Tassen Gemüsebrühe
- 2 Teelöffel Kurkumapulver
- 1 Teelöffel Kreuzkümmel
- 1 Teelöffel Paprikapulver
- Salz und Pfeffer nach Geschmack
- Frischer Koriander zum Garnieren
- Gekochter Basmatireis oder Quinoa zum Servieren

Anleitung:

1. In einem großen Topf das Kokosöl erhitzen. Die gehackte Zwiebel, Knoblauch und Ingwer hinzufügen und unter Rühren einige Minuten anschwitzen, bis sie weich sind und duften.
2. Die rote Currypaste, Kurkumapulver, Kreuzkümmel und Paprikapulver hinzufügen und unter Rühren kurz anbraten, bis sie aromatisch sind.
3. Die roten Linsen und rote Paprikastreifen hinzufügen und alles gut vermischen.
4. Die Gemüsebrühe und Kokosmilch in den Topf gießen. Alles zum Kochen bringen, dann die Hitze reduzieren und das Curry zugedeckt etwa 20-25 Minuten köcheln lassen, bis die Linsen weich sind und das Curry eingedickt ist. Gelegentlich umrühren.
5. Mit Salz und Pfeffer abschmecken.
6. Das rote Linsen-Curry auf gekochtem Basmatireis oder Quinoa servieren.
7. Mit frischem Koriander garnieren und heiß servieren.

Nährwertangaben (pro Portion, ohne Reis/Quinoa):

Kalorien: 320 / Fett: 20g / Kohlenhydrate: 30g / Ballaststoffe: 8g / Zucker: 6g / Protein: 10g

Rezepte: Gefüllte Süßkartoffeln mit Spinat und Feta: Herzhafte und sättigende Süßkartoffeln gefüllt mit gesunden Zutaten für eine nahrhafte Mahlzeit

Zubereitungszeit: 10 Minuten / Kochzeit: 45 Minuten / Portionsgröße: 4 Portionen

Zutaten:

- 4 mittelgroße Süßkartoffeln
- 200g frischer Spinat, grob gehackt
- 100g Feta-Käse, zerbröckelt
- 2 Knoblauchzehen, gehackt
- 1 Esslöffel Olivenöl
- Salz und Pfeffer nach Geschmack
- Optional: geröstete Kürbiskerne oder Pinienkerne zum Garnieren
- Frische Petersilie oder Koriander zum Garnieren

Anleitung:

1. Den Ofen auf 200°C vorheizen. Die Süßkartoffeln gründlich waschen und mit einer Gabel mehrmals einstechen. Auf ein Backblech legen und für etwa 45 Minuten backen, bis sie weich sind.
2. In der Zwischenzeit das Olivenöl in einer Pfanne erhitzen. Den gehackten Knoblauch hinzufügen und kurz anbraten, bis er duftet.
3. Den gehackten Spinat zur Pfanne geben und unter gelegentlichem Rühren einige Minuten garen, bis er zusammenfällt. Mit Salz und Pfeffer abschmecken.
4. Die gegarten Süßkartoffeln längs halbieren und das Innere vorsichtig aushöhlen, wobei ein Rand stehen bleibt. Das ausgehöhlte Süßkartoffelfleisch in eine Schüssel geben.
5. Den Spinat und den zerbröckelten Feta zum Süßkartoffelfleisch in der Schüssel geben und alles gut vermengen.
6. Die Mischung gleichmäßig in die ausgehöhlten Süßkartoffelhälften füllen.
7. Die gefüllten Süßkartoffeln zurück auf das Backblech legen und für weitere 10 Minuten backen, bis der Feta leicht geschmolzen ist.
8. Mit gerösteten Kürbiskernen oder Pinienkernen sowie frischer Petersilie oder Koriander garnieren.
9. Sofort servieren und genießen!

Nährwertangaben (pro Portion):

Kalorien: 280 / Fett: 8g / Kohlenhydrate: 45g / Ballaststoffe: 8g / Zucker: 8g / Protein: 10g

Rezepte: Gegrilltes Hähnchen mit Avocado-Salsa und gebackenem Süßkartoffel-Pommes: Ein proteinreiches Gericht mit gesunden Fetten und komplexen Kohlenhydraten

Zubereitungszeit: 20 Minuten / Kochzeit: 30 Minuten / Portionsgröße: 4 Portionen

Zutaten:

Für das gegrillte Hähnchen:

- 4 Hähnchenbrustfilets
- 2 Esslöffel Olivenöl
- 1 Teelöffel Paprikapulver
- 1 Teelöffel Knoblauchpulver
- Salz und Pfeffer nach Geschmack

Für die Avocado-Salsa:

- 2 reife Avocados, entkernt und gewürfelt
- 1 Tomate, entkernt und gewürfelt
- 1/4 rote Zwiebel, fein gehackt
- 1 Jalapeño, entkernt und fein gehackt
- Saft einer Limette
- 2 Esslöffel gehackter Koriander
- Salz und Pfeffer nach Geschmack

Für die gebackenen Süßkartoffel-Pommes:

- 2 große Süßkartoffeln, geschält und in Pommes-Sticks geschnitten
- 2 Esslöffel Olivenöl
- 1 Teelöffel Knoblauchpulver
- 1 Teelöffel Paprikapulver
- Salz und Pfeffer nach Geschmack

Anleitung:

1. Den Ofen auf 220°C vorheizen und ein Backblech mit Backpapier auslegen.
2. Die Hähnchenbrustfilets mit Olivenöl einreiben und mit Paprikapulver, Knoblauchpulver, Salz und Pfeffer würzen. Beiseite stellen, um die Aromen aufzunehmen.
3. Die vorbereiteten Süßkartoffel-Pommes-Sticks in eine Schüssel geben und mit Olivenöl, Knoblauchpulver, Paprikapulver, Salz und Pfeffer vermengen, bis sie gleichmäßig beschichtet sind.
4. Die Süßkartoffel-Pommes auf dem vorbereiteten Backblech verteilen und im vorgeheizten Ofen etwa 25-30 Minuten backen, bis sie knusprig sind, dabei gelegentlich wenden.
5. Während die Süßkartoffel-Pommes backen, das marinierte Hähnchen auf den Grill legen und etwa 6-8 Minuten pro Seite grillen, bis es durchgegart ist und eine goldene Kruste hat. Auf einem Teller ruhen lassen.
6. In einer Schüssel die gewürfelten Avocados, Tomaten, rote Zwiebel, Jalapeño, Limettensaft und gehackten Koriander für die Avocado-Salsa vermengen. Mit Salz und Pfeffer abschmecken.
7. Das gegrillte Hähnchen mit der Avocado-Salsa und den gebackenen Süßkartoffel-Pommes servieren.
8. Nach Belieben mit zusätzlichem Koriander garnieren und sofort servieren.

Nährwertangaben (pro Portion):

Kalorien: 480 / Fett: 25g / Kohlenhydrate: 30g / Ballaststoffe: 8g / Zucker: 5g / Protein: 35g

Rezepte: Quinoa-Salat mit geröstetem Gemüse und Zitronen-Kräuter-Dressing: Ein erfrischender und sättigender Salat voller entzündungshemmender Nährstoffe
Zubereitungszeit: 15 Minuten / Kochzeit: 25 Minuten / Portionsgröße: 4 Portionen
Zutaten:
Für den Salat:

- 1 Tasse Quinoa, gründlich gespült
- 2 Tassen Gemüsebrühe oder Wasser
- 2 Tassen gemischtes Gemüse (z. B. Paprika, Zucchini, Aubergine), in Würfel geschnitten
- 1 Esslöffel Olivenöl

- Salz und Pfeffer nach Geschmack
- 2 Tassen Babyspinat oder gemischte Blattsalate
- 1/4 Tasse gehackte frische Petersilie
- 1/4 Tasse gehackte frische Minze
- 1/4 Tasse geröstete Mandeln oder Pinienkerne

Für das Zitronen-Kräuter-Dressing:

- Saft einer Zitrone
- 2 Esslöffel Olivenöl
- 1 Teelöffel Dijon-Senf
- 1 Knoblauchzehe, gehackt
- 1 Teelöffel Honig oder Ahornsirup (optional)
- Salz und Pfeffer nach Geschmack

Anleitung:

1. Den Backofen auf 200 °C vorheizen.
2. Die gespülte Quinoa in einem Topf mit Gemüsebrühe oder Wasser zum Kochen bringen. Die Hitze reduzieren, abdecken und etwa 15 Minuten köcheln lassen, bis die Quinoa weich ist und die Flüssigkeit aufgesogen hat. Vom Herd nehmen und 5 Minuten ruhen lassen.
3. Während die Quinoa kocht, das gemischte Gemüse auf ein Backblech legen, mit Olivenöl beträufeln und mit Salz und Pfeffer würzen. Im vorgeheizten Ofen etwa 20-25 Minuten rösten, bis das Gemüse weich und leicht gebräunt ist. Aus dem Ofen nehmen und beiseite stellen.
4. Für das Dressing alle Zutaten in einer kleinen Schüssel verrühren, bis sie gut kombiniert sind. Nach Bedarf mit Salz und Pfeffer abschmecken.
5. In einer großen Schüssel die gekochte Quinoa, das geröstete Gemüse, den Babyspinat oder die gemischten Blattsalate, die gehackte Petersilie und Minze sowie die gerösteten Mandeln oder Pinienkerne vermengen.
6. Das Zitronen-Kräuter-Dressing über den Salat gießen und vorsichtig unterheben, bis alles gleichmäßig verteilt ist.

7. Den Quinoa-Salat auf Tellern anrichten und nach Belieben mit zusätzlichen Kräutern oder Nüssen garnieren.

8. Sofort servieren und genießen!

Nährwertangaben (pro Portion):

Kalorien: 320 / Fett: 15g / Kohlenhydrate: 40g / Ballaststoffe: 7g / Zucker: 4g / Protein: 9g

Rezepte: Gemüse-Curry mit Basmatireis und frischem Koriander: Ein aromatisches und wohltuendes Gericht, das den Körper mit wichtigen Vitaminen und Mineralien versorgt

Zubereitungszeit: 15 Minuten / Kochzeit: 25 Minuten / Portionsgröße: 4 Portionen

Zutaten:

Für das Curry:

- 1 Esslöffel Kokosöl oder Olivenöl
- 1 Zwiebel, gehackt
- 2 Knoblauchzehen, gehackt
- 1 Esslöffel frischer Ingwer, gerieben
- 2 Karotten, in Scheiben geschnitten
- 1 rote Paprika, in Streifen geschnitten
- 1 kleine Zucchini, gewürfelt
- 1 Aubergine, gewürfelt
- 200 g festen Tofu, in Würfel geschnitten
- 400 ml Kokosmilch
- 2 Esslöffel rote Currypaste
- Salz und Pfeffer nach Geschmack
- Frischer Koriander zum Garnieren

Für den Basmatireis:

- 1 Tasse Basmatireis
- 2 Tassen Wasser
- Salz nach Geschmack

Anleitung:

1. Den Basmatireis gründlich abspülen und mit Wasser und Salz in einem Topf zum Kochen bringen. Die Hitze reduzieren, abdecken und etwa 15-20 Minuten köcheln lassen, bis der Reis gar ist und das Wasser aufgesogen hat. Vom Herd nehmen und 5 Minuten ruhen lassen.

2. In der Zwischenzeit das Kokosöl oder Olivenöl in einer Pfanne erhitzen. Die gehackte Zwiebel hinzufügen und etwa 2-3 Minuten glasig dünsten. Den gehackten Knoblauch und Ingwer dazugeben und für weitere 1-2 Minuten anbraten, bis sie duften.

3. Die Karotten, Paprika, Zucchini und Aubergine in die Pfanne geben und unter gelegentlichem Rühren etwa 5-7 Minuten braten, bis das Gemüse leicht angebräunt ist und anfängt weich zu werden.

4. Die Tofuwürfel hinzufügen und für weitere 3-4 Minuten mitbraten, bis sie leicht gebräunt sind.

5. Die rote Currypaste in die Pfanne geben und gut mit dem Gemüse und Tofu vermischen, bis alles gleichmäßig bedeckt ist.

6. Die Kokosmilch hinzufügen und das Curry zum Kochen bringen. Die Hitze reduzieren und etwa 10 Minuten köcheln lassen, bis das Gemüse gar ist und das Curry eine dickere Konsistenz hat. Mit Salz und Pfeffer abschmecken.

7. Den Basmatireis auf Teller verteilen und das Gemüse-Curry darübergeben. Mit frischem Koriander garnieren und servieren.

Nährwertangaben (pro Portion):

Kalorien: 420 / Fett: 26g / Kohlenhydrate: 34g / Ballaststoffe: 8g / Zucker: 9g / Protein: 14g

Rezepte: Hühnchen-, Grünkohl- und Süßkartoffelsalat mit Erdnussdressing
Zubereitungszeit: 20 Minuten / Kochzeit: 25 Minuten / Portionsgröße: 4 Portionen
Zutaten:
Für den Salat:

- 2 Hähnchenbrustfilets
- 2 Süßkartoffeln, geschält und gewürfelt
- 1 Esslöffel Olivenöl

- Salz und Pfeffer nach Geschmack
- 4 Tassen gehackter Grünkohl
- 1 rote Paprika, in Streifen geschnitten
- 1/4 Tasse gehackte Erdnüsse, geröstet (optional)
- Frischer Koriander zum Garnieren (optional)

Für das Erdnussdressing:

- 1/4 Tasse cremige Erdnussbutter
- 2 Esslöffel Sojasauce
- 2 Esslöffel Reisessig
- 1 Esslöffel Ahornsirup oder Honig
- 1 Teelöffel geriebener frischer Ingwer
- 1 Knoblauchzehe, gehackt
- 2 Esslöffel Wasser, um die Konsistenz anzupassen

Anleitung:

1. Den Backofen auf 200°C vorheizen. Die Hähnchenbrustfilets auf ein Backblech legen und mit Salz und Pfeffer würzen. Die Süßkartoffelwürfel neben das Hähnchen legen, mit Olivenöl beträufeln und ebenfalls mit Salz und Pfeffer würzen. Das Blech in den Ofen geben und etwa 20-25 Minuten backen, bis das Hähnchen durchgegart ist und die Süßkartoffeln weich und leicht gebräunt sind. Das Hähnchen abkühlen lassen und dann in Streifen schneiden.
2. Während das Hähnchen und die Süßkartoffeln im Ofen sind, den Grünkohl waschen, trocknen und in eine große Schüssel geben. Das Erdnussdressing vorbereiten, indem alle Zutaten in eine Schüssel gegeben und gut verrührt werden. Bei Bedarf Wasser hinzufügen, um die gewünschte Konsistenz zu erreichen.
3. Die gerösteten Süßkartoffeln, rote Paprikastreifen, Hähnchenstreifen und gehackten Erdnüsse zum Grünkohl in die Schüssel geben.
4. Das Erdnussdressing über den Salat gießen und alles gut vermengen, bis alle Zutaten gleichmäßig mit dem Dressing bedeckt sind.
5. Den Salat auf Teller verteilen und nach Belieben mit frischem Koriander garnieren.

Nährwertangaben (pro Portion):

Kalorien: 380 / Fett: 20g / Kohlenhydrate: 25g / Ballaststoffe: 6g / Zucker: 7g / Protein: 27g

Rezepte: Lachs und Quinoa

Zubereitungszeit: 10 Minuten / Kochzeit: 20 Minuten / Portionsgröße: 4 Portionen

Zutaten:

- 4 Lachsfilets
- 1 Tasse Quinoa
- 2 Tassen Gemüsebrühe
- 2 Esslöffel Olivenöl
- Saft einer Zitrone
- 2 Knoblauchzehen, gehackt
- 1 Teelöffel geriebener frischer Ingwer
- Salz und Pfeffer nach Geschmack
- Frischer gehackter Dill oder Petersilie zum Garnieren (optional)

Anleitung:

1. Die Quinoa in einem feinen Sieb gründlich abspülen, um Bitterstoffe zu entfernen.
2. Die Gemüsebrühe in einem Topf zum Kochen bringen. Die abgespülte Quinoa hinzufügen, umrühren, die Hitze reduzieren und die Quinoa köcheln lassen, bis sie weich ist und die Flüssigkeit absorbiert hat, etwa 15-20 Minuten.
3. Während die Quinoa kocht, den Lachs vorbereiten. Den Backofen auf 200°C vorheizen. Die Lachsfilets auf ein mit Backpapier ausgelegtes Backblech legen und mit Olivenöl, Zitronensaft, gehacktem Knoblauch, Ingwer, Salz und Pfeffer würzen.
4. Den Lachs in den Ofen geben und etwa 12-15 Minuten backen, bis er durchgegart ist und leicht bräunlich wird.
5. Die gekochte Quinoa auf Teller verteilen und jeweils mit einem Lachsfilet servieren. Mit frischem Dill oder Petersilie garnieren, falls gewünscht.

Nährwertangaben (pro Portion):

Kalorien: 380 / Fett: 15g / Kohlenhydrate: 30g / Ballaststoffe: 4g / Zucker: 1g / Protein: 30g

Rezepte: Sardellen- und weißer Bohnensalat

Zubereitungszeit: 15 Minuten / Kochzeit: 0 Minuten / Portionsgröße: 4 Portionen

Zutaten:

- 2 Dosen Weiße Bohnen, abgetropft und gespült
- 1 Dose Sardellenfilets in Olivenöl
- 1 rote Zwiebel, fein gehackt
- 2 Esslöffel gehackte frische Petersilie
- 2 Esslöffel Zitronensaft
- 2 Esslöffel Olivenöl extra vergine
- Salz und Pfeffer nach Geschmack
- Optional: gehackte Tomaten oder Oliven zum Garnieren

Anleitung:

1. Die abgetropften weißen Bohnen in eine große Servierschüssel geben.
2. Die Sardellenfilets grob hacken und zu den Bohnen geben.
3. Die fein gehackte rote Zwiebel und die gehackte Petersilie hinzufügen.
4. Den Zitronensaft und das Olivenöl über die Zutaten gießen.
5. Alles vorsichtig vermengen, bis die Zutaten gut kombiniert sind. Mit Salz und Pfeffer abschmecken.
6. Nach Belieben mit gehackten Tomaten oder Oliven garnieren.
7. Den Salat vor dem Servieren für mindestens 15 Minuten im Kühlschrank ziehen lassen, damit sich die Aromen gut entfalten können.

Nährwertangaben (pro Portion):

Kalorien: 220 / Fett: 10g / Kohlenhydrate: 22g / Ballaststoffe: 6g / Zucker: 2g / Protein: 12g

Tipps zur schnellen Mittagszubereitung und zur Resteverwertung.

In diesem Kapitel möchten wir Ihnen einige praktische Tipps zur schnellen Mittagszubereitung und zur effektiven Verwertung von Resten geben. Oftmals haben wir wenig Zeit für die Zubereitung von Mahlzeiten, insbesondere mittags, wenn wir beschäftigt sind oder unterwegs. Diese Tipps sollen Ihnen helfen, gesunde und köstliche Mahlzeiten schnell zuzubereiten und gleichzeitig Lebensmittelverschwendung zu reduzieren.

1. Meal Prep: Vorbereitung ist alles

Eine der effektivsten Strategien für eine schnelle Mittagszubereitung ist die Meal Prep, also die Vorbereitung von Mahlzeiten im Voraus. Nehmen Sie sich am Wochenende oder an einem freien Tag Zeit, um größere Mengen von Grundnahrungsmitteln wie Reis, Quinoa, gebratenem Gemüse, Hühnchen oder Bohnen vorzukochen. Bewahren Sie diese dann in luftdichten Behältern im Kühlschrank auf, damit Sie sie während der Woche für schnelle Mittagessen verwenden können.

2. Reste nutzen und variieren

Nutzen Sie Reste von gestrigen Abendessen oder anderen Mahlzeiten, um schnell Mittagessen zuzubereiten. Verwenden Sie übrig gebliebene Proteine wie Hühnchen, Fisch oder Tofu als Belag für Salate, Wraps oder Sandwiches. Gemüsereste können zu Suppen, Eintöpfen oder Omeletts verarbeitet werden. Durch die Verwertung von Resten sparen Sie Zeit und reduzieren gleichzeitig Lebensmittelabfälle.

3. Schnelle und einfache Rezepte

Halten Sie einige schnelle und einfache Rezepte für Mittagessen bereit, die Sie schnell zubereiten können, wenn die Zeit knapp ist. Zum Beispiel Salate, Buddha Bowls, Wraps, Omeletts oder Gemüsepfannen sind schnell gemacht und lassen sich nach Belieben variieren. Experimentieren Sie mit verschiedenen Zutaten und Gewürzen, um Abwechslung in Ihre Mahlzeiten zu bringen.

4. Meal-Kit-Dienste nutzen

Wenn Sie wenig Zeit oder Lust zum Kochen haben, können Meal-Kit-Dienste eine praktische Option sein. Diese liefern alle Zutaten und Rezepte für schnelle und gesunde Mahlzeiten direkt zu Ihnen nach Hause. Sie müssen nur noch die Zutaten zusammenstellen und das Gericht zubereiten, was Ihnen Zeit und Aufwand spart.

5. Immer gesunde Snacks zur Hand haben

Stellen Sie sicher, dass Sie immer gesunde Snacks zur Hand haben, um Hungergefühle zwischen den Mahlzeiten zu stillen. Frisches Obst, Gemüsesticks, Nüsse, griechischer Joghurt oder

Vollkorn-Cracker mit Hummus sind gute Optionen, die schnell zubereitet werden können und Ihnen Energie für den restlichen Tag liefern.

Zusammenfassung

Die schnelle Mittagszubereitung und die effektive Verwertung von Resten sind wichtige Aspekte einer gesunden Ernährung. Mit diesen Tipps können Sie schnell und unkompliziert köstliche Mahlzeiten zubereiten, die Ihren Nährstoffbedarf decken und Ihnen Energie für den Tag geben. Durch die richtige Planung und Vorbereitung sparen Sie Zeit und reduzieren gleichzeitig Lebensmittelabfälle.

Kapitel 5: Abendessen

Rezepte: Gegrilltes Lachsfilet mit Brokkoli-Püree und gerösteten Kirschtomaten: Eine leichte und dennoch sättigende Mahlzeit voller Omega-3-Fettsäuren und Antioxidantien

Zubereitungszeit: 15 Minuten / Kochzeit: 20 Minuten / Portionsgröße: 4 Portionen

Zutaten:

- 4 Lachsfilets
- 500 g Brokkoli, in kleine Röschen geschnitten
- 250 g Kirschtomaten
- 2 Esslöffel Olivenöl
- 2 Knoblauchzehen, gehackt
- Saft einer Zitrone
- Salz und Pfeffer nach Geschmack
- Frischer gehackter Dill oder Petersilie zum Garnieren (optional)

Anleitung:

1. Den Grill oder den Ofen auf mittlere Hitze vorheizen.
2. Die Brokkoliröschen in einem Topf mit leicht gesalzenem Wasser zum Kochen bringen und etwa 5-7 Minuten kochen, bis sie weich sind. Abgießen und beiseite stellen.
3. Die Kirschtomaten auf ein Backblech legen, mit einem Esslöffel Olivenöl beträufeln und mit Salz und Pfeffer würzen. Im vorgeheizten Grill oder Ofen etwa 10-12 Minuten rösten, bis sie weich und leicht gebräunt sind.
4. Während die Tomaten garen, den Lachs vorbereiten. Die Lachsfilets mit dem Saft einer halben Zitrone beträufeln und mit Salz und Pfeffer würzen.
5. Den Lachs auf den Grill legen oder im Ofen etwa 8-10 Minuten grillen, bis er durchgegart ist und leicht bräunlich wird.
6. In der Zwischenzeit den gekochten Brokkoli in einen Mixer geben. Den gehackten Knoblauch, einen Esslöffel Olivenöl, den Saft der restlichen halben Zitrone sowie Salz und Pfeffer hinzufügen. Alles zu einem cremigen Püree verarbeiten.
7. Das gegrillte Lachsfilet mit dem Brokkoli-Püree und den gerösteten Kirschtomaten servieren. Mit frischem gehacktem Dill oder Petersilie garnieren, falls gewünscht.

Nährwertangaben (pro Portion):

Kalorien: 320 / Fett: 18g / Kohlenhydrate: 10g / Ballaststoffe: 5g / Zucker: 4g / Protein: 30g

Rezepte: Gemüsepfanne mit Hähnchenstreifen und Quinoa: Eine farbenfrohe und proteinreiche Mahlzeit, die Entzündungen bekämpft und den Körper stärkt

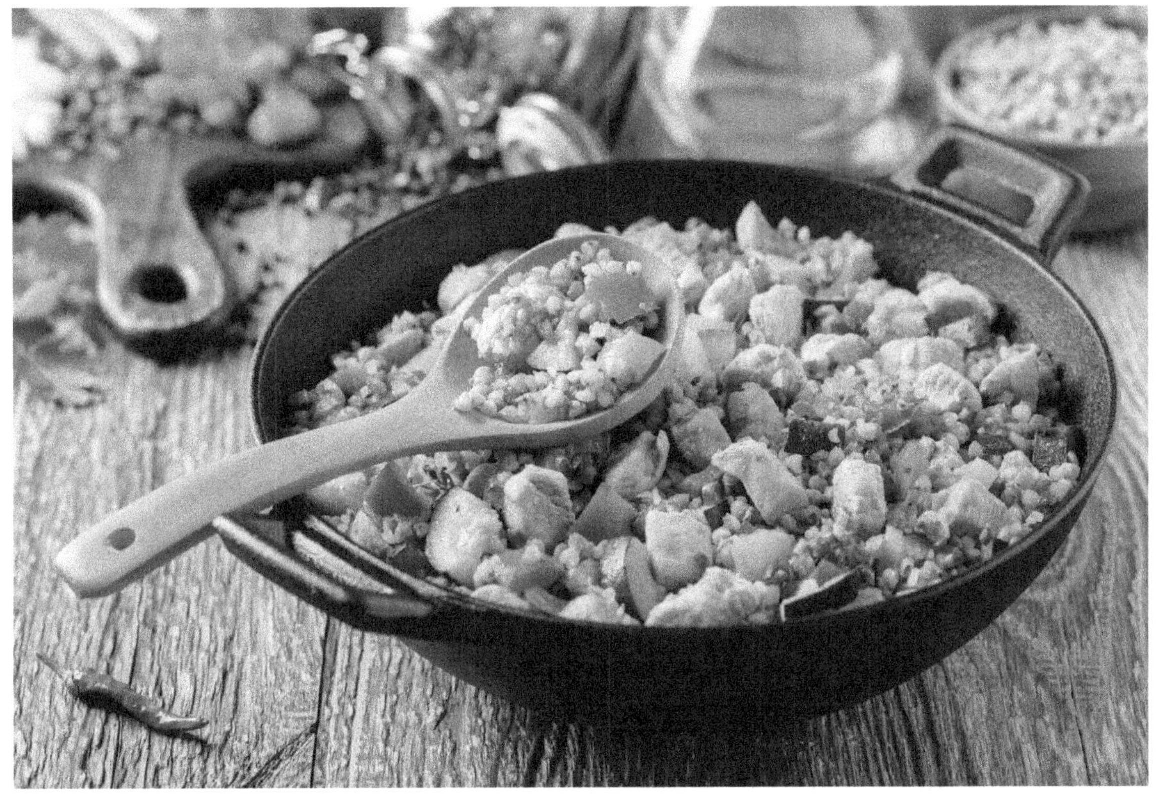

Gemüsepfanne mit Hähnchenstreifen und Quinoa

Zubereitungszeit: 15 Minuten / Kochzeit: 25 Minuten / Portionsgröße: 4 Portionen

Zutaten:

- 300 g Hähnchenbrust, in Streifen geschnitten
- 1 Tasse Quinoa, gründlich gespült
- 2 Tassen Gemüsebrühe
- 2 Esslöffel Olivenöl
- 2 Knoblauchzehen, gehackt
- 1 Zwiebel, gehackt
- 1 rote Paprika, in Streifen geschnitten
- 1 gelbe Paprika, in Streifen geschnitten
- 1 Zucchini, in Scheiben geschnitten

- 200 g Cherrytomaten, halbiert
- 2 Teelöffel gemischte italienische Gewürze (Oregano, Basilikum, Thymian)
- Salz und Pfeffer nach Geschmack
- Frischer gehackter Petersilie zum Garnieren (optional)

Anleitung:

1. Die Quinoa in einem Sieb gründlich abspülen, um die Bitterstoffe zu entfernen.
2. Die Gemüsebrühe in einem Topf zum Kochen bringen. Die gespülte Quinoa hinzufügen, die Hitze reduzieren, abdecken und etwa 15 Minuten köcheln lassen, bis die Flüssigkeit absorbiert ist und die Quinoa weich ist. Beiseite stellen.
3. In einer großen Pfanne 1 Esslöffel Olivenöl bei mittlerer Hitze erhitzen. Die Hähnchenstreifen hinzufügen und etwa 5-7 Minuten kochen, bis sie durchgegart und goldbraun sind. Aus der Pfanne nehmen und beiseite stellen.
4. Das restliche Olivenöl in derselben Pfanne erhitzen. Knoblauch und Zwiebel hinzufügen und etwa 2 Minuten anbraten, bis sie duftend sind.
5. Die Paprika und Zucchini hinzufügen und weitere 5 Minuten braten, bis das Gemüse weich wird.
6. Die halbierten Cherrytomaten hinzufügen und kurz mitbraten, bis sie leicht weich werden.
7. Die gekochte Quinoa und die Hähnchenstreifen wieder in die Pfanne geben. Mit den gemischten italienischen Gewürzen, Salz und Pfeffer würzen. Alles gut vermengen und weitere 2-3 Minuten kochen lassen, bis alles heiß ist.
8. Die Gemüsepfanne auf Teller verteilen und nach Belieben mit frisch gehackter Petersilie garnieren.

Nährwertangaben (pro Portion):

Kalorien: 380 / Fett: 10g / Kohlenhydrate: 40g / Ballaststoffe: 6g / Zucker: 6g / Protein: 32g

Rezepte: Rote-Bete-Risotto mit Walnüssen und Ziegenkäse: Ein cremiges und nahrhaftes Gericht, das den Gaumen verwöhnt und gleichzeitig Entzündungen reduziert

Zubereitungszeit: 15 Minuten / Kochzeit: 35 Minuten / Portionsgröße: 4 Portionen

Zutaten:

- 2 Rote-Bete-Knollen, geschält und gewürfelt
- 1 Zwiebel, fein gehackt
- 2 Knoblauchzehen, fein gehackt
- 1 Tasse Arborio-Reis
- 4 Tassen Gemüsebrühe
- 1/2 Tasse trockener Weißwein (optional)
- 1/4 Tasse gehackte Walnüsse
- 100 g Ziegenkäse, zerbröckelt
- 2 Esslöffel Olivenöl
- Salz und Pfeffer nach Geschmack
- Frische Petersilie zum Garnieren (optional)

Anleitung:

1. Die Gemüsebrühe in einem Topf erhitzen und warm halten.
2. In einem anderen Topf das Olivenöl bei mittlerer Hitze erhitzen. Die gehackte Zwiebel und den Knoblauch hinzufügen und unter gelegentlichem Rühren etwa 3-4 Minuten anschwitzen, bis sie weich sind.
3. Die gewürfelten Roten-Bete-Stücke hinzufügen und weitere 5 Minuten kochen, bis sie leicht weich werden.
4. Den Arborio-Reis hinzufügen und unter ständigem Rühren etwa 2 Minuten anbraten, bis die Reiskörner leicht glasig sind.
5. Den trockenen Weißwein (falls verwendet) hinzufügen und unter ständigem Rühren kochen, bis der Wein fast vollständig absorbiert ist.
6. Nach und nach eine Kelle warme Gemüsebrühe hinzufügen und ständig rühren. Wenn die Flüssigkeit fast vollständig absorbiert ist, eine weitere Kelle Brühe hinzufügen. Diesen Vorgang etwa 20-25 Minuten lang wiederholen, bis der Reis cremig ist und die gewünschte Konsistenz erreicht hat. Der Reis sollte al dente sein.
7. Die gehackten Walnüsse unter das Risotto mischen und mit Salz und Pfeffer abschmecken.
8. Das Risotto auf Teller verteilen und mit zerbröckeltem Ziegenkäse bestreuen.

9. Nach Belieben mit frischer Petersilie garnieren und servieren.

Nährwertangaben (pro Portion):

Kalorien: 380 / Fett: 16g / Kohlenhydrate: 45g / Ballaststoffe: 4g / Zucker: 6g / Protein: 10g

Rezepte: Gebackene Süßkartoffel mit schwarzen Bohnen, Avocado und Salsa: Eine gesunde und köstliche Mahlzeit voller pflanzlicher Proteine und gesunder Fette
Zubereitungszeit: 10 Minuten / Kochzeit: 45 Minuten / Portionsgröße: 4 Portionen
Zutaten:

- 4 mittelgroße Süßkartoffeln
- 1 Dose schwarze Bohnen, abgespült und abgetropft
- 1 reife Avocado, entkernt und in Scheiben geschnitten
- 1 Tasse Salsa (hausgemacht oder gekauft)
- 1/4 Tasse frischer Koriander, gehackt (optional)
- Saft einer Limette
- Salz und Pfeffer nach Geschmack
- Olivenöl zum Beträufeln

Anleitung:

1. Den Ofen auf 200°C vorheizen. Die Süßkartoffeln gründlich waschen und trocken tupfen. Mit einer Gabel mehrmals einstechen, um Dampf entweichen zu lassen.
2. Die Süßkartoffeln auf ein mit Backpapier ausgelegtes Backblech legen und etwa 40-45 Minuten backen, bis sie weich sind und sich leicht einstechen lassen.
3. Während die Süßkartoffeln backen, die schwarzen Bohnen in einer Pfanne bei mittlerer Hitze erwärmen. Mit Salz, Pfeffer und Limettensaft würzen.
4. Die gebackenen Süßkartoffeln aus dem Ofen nehmen und längs einschneiden. Die heißen Süßkartoffeln mit den schwarzen Bohnen füllen.
5. Die Avocadoscheiben über die gefüllten Süßkartoffeln legen.
6. Jeweils einen Esslöffel Salsa über jede Süßkartoffel geben.
7. Nach Belieben mit frischem Koriander garnieren und mit Salz und Pfeffer abschmecken.
8. Die gebackenen Süßkartoffeln auf Tellern anrichten und sofort servieren.

Nährwertangaben (pro Portion):

Kalorien: 320 / Fett: 10g / Kohlenhydrate: 50g / Ballaststoffe: 15g / Zucker: 6g / Protein: 10g

Rezepte: Gefüllte Paprika mit Quinoa und Gemüse: Ein einfaches und dennoch köstliches Gericht, das den Körper mit wichtigen Nährstoffen versorgt und Entzündngen vorbeugt

Zubereitungszeit: 20 Minuten / Kochzeit: 40 Minuten / Portionsgröße: 4 Portionen

Zutaten:

- 4 große Paprikaschoten (verschiedene Farben)
- 1 Tasse Quinoa, gründlich gespült
- 2 Tassen Gemüsebrühe
- 1 Zwiebel, fein gehackt
- 2 Knoblauchzehen, gehackt
- 1 mittelgroße Möhre, gewürfelt
- 1 Stange Sellerie, gewürfelt
- 1 kleine Zucchini, gewürfelt
- 1 rote Paprika, gewürfelt
- 1 Dose gehackte Tomaten
- 1 TL gemahlener Kreuzkümmel
- 1 TL Paprikapulver
- Salz und Pfeffer nach Geschmack
- Olivenöl zum Braten
- Frischer Petersilie zum Garnieren

Anleitung:

1. Den Ofen auf 180°C vorheizen. Die Oberseite der Paprikaschoten abschneiden und die Kerne entfernen. Die Paprikaschoten beiseite legen.
2. In einem Topf die Gemüsebrühe zum Kochen bringen und die Quinoa hinzufügen. Hitze reduzieren, abdecken und 15-20 Minuten köcheln lassen, bis die Quinoa gekocht und das Wasser absorbiert ist.

3. Während die Quinoa kocht, etwas Olivenöl in einer großen Pfanne erhitzen. Zwiebel und Knoblauch hinzufügen und glasig dünsten.

4. Möhren, Sellerie, Zucchini und rote Paprika hinzufügen und etwa 5-7 Minuten kochen, bis das Gemüse weich wird.

5. Die gehackten Tomaten, gemahlenen Kreuzkümmel, Paprikapulver, Salz und Pfeffer hinzufügen. Gut umrühren und weitere 5 Minuten köcheln lassen.

6. Die gekochte Quinoa zur Gemüsemischung in die Pfanne geben und alles gut vermischen. Die Füllung nach Bedarf abschmecken.

7. Die Paprikaschoten mit der Quinoa-Gemüse-Mischung füllen und in eine Auflaufform stellen.

8. Die gefüllten Paprikaschoten etwa 25-30 Minuten im vorgeheizten Ofen backen, bis sie weich sind und die Füllung leicht gebräunt ist.

9. Mit frischer Petersilie garnieren und heiß servieren.

Nährwertangaben (pro Portion):

Kalorien: 290 / Fett: 4g / Kohlenhydrate: 56g / Ballaststoffe: 11g / Zucker: 12g / Protein: 10g

Rezepte: Zitronen-Kräuter-Hähnchen mit Ofengemüse: Ein leichtes und erfrischendes Gericht, das den Körper mit Vitaminen und Mineralstoffen versorgt und Entzündungen bekämpft

Zubereitungszeit: 15 Minuten / Kochzeit: 30 Minuten / Portionsgröße: 4 Portionen

Zutaten:

- 4 Hähnchenbrustfilets
- 2 Zitronen
- 4 Knoblauchzehen, gehackt
- 2 EL Olivenöl
- 1 TL getrockneter Thymian
- 1 TL getrockneter Rosmarin
- Salz und Pfeffer nach Geschmack
- 500 g gemischtes Ofengemüse (z. B. Paprika, Zucchini, Karotten, Brokkoli)
- Frische Petersilie zum Garnieren

Anleitung:

1. Den Ofen auf 200°C vorheizen.
2. Die Hähnchenbrustfilets waschen und trocken tupfen. Die Zitronen auspressen und den Saft in eine Schüssel geben. Die gehackten Knoblauchzehen, Olivenöl, Thymian, Rosmarin, Salz und Pfeffer hinzufügen und gut verrühren.
3. Die Hähnchenbrustfilets in die Zitronen-Kräuter-Marinade legen und für mindestens 10 Minuten marinieren lassen.
4. Währenddessen das gemischte Ofengemüse vorbereiten. Das Gemüse nach Belieben schneiden und auf einem mit Backpapier ausgelegten Backblech verteilen.
5. Die marinierten Hähnchenbrustfilets auf das Backblech legen, neben das Gemüse.
6. Das Hähnchen und das Gemüse in den vorgeheizten Ofen geben und für etwa 25-30 Minuten backen, bis das Hähnchen durchgegart ist und das Gemüse weich und leicht gebräunt ist.
7. Das fertige Gericht aus dem Ofen nehmen und mit frisch gehackter Petersilie garnieren.
8. Heiß servieren und genießen!

Nährwertangaben (pro Portion):

Kalorien: 320 / Fett: 12g / Kohlenhydrate: 15g / Ballaststoffe: 6g / Zucker: 7g / Protein: 35g

Rezepte: Gemüsecurry mit Kokosmilch und Basmatireis: Ein aromatisches und wärmendes Gericht, das den Körper mit wichtigen Nährstoffen versorgt und Entzündungen reduziert

Zubereitungszeit: 15 Minuten / Kochzeit: 25 Minuten / Portionsgröße: 4 Portionen

Zutaten:

- 1 Tasse Basmatireis
- 1 EL Kokosöl
- 1 Zwiebel, gehackt
- 2 Knoblauchzehen, gehackt
- 1 EL frischer Ingwer, gerieben
- 2 Karotten, in dünnen Scheiben
- 1 rote Paprika, in Streifen geschnitten

- 1 kleine Zucchini, gewürfelt
- 1 Dose (400 ml) Kokosmilch
- 2 EL rote Currypaste
- 1 TL Kurkuma
- Salz und Pfeffer nach Geschmack
- Frischer Koriander zum Garnieren

Anleitung:

1. Den Basmatireis gemäß den Anweisungen auf der Verpackung kochen, bis er gar ist.
2. In einem großen Topf das Kokosöl bei mittlerer Hitze erhitzen. Die gehackte Zwiebel, den Knoblauch und den geriebenen Ingwer hinzufügen und unter Rühren einige Minuten anschwitzen, bis sie duftend sind.
3. Die geschnittenen Karotten, rote Paprika und gewürfelte Zucchini hinzufügen und für weitere 5 Minuten unter gelegentlichem Rühren braten, bis das Gemüse etwas weicher wird.
4. Die Kokosmilch, rote Currypaste und Kurkuma dazugeben und gut umrühren, bis alles gut vermischt ist. Das Curry mit Salz und Pfeffer abschmecken.
5. Das Gemüsecurry bei niedriger Hitze köcheln lassen, bis das Gemüse weich ist und die Sauce leicht eingedickt ist, etwa 15 Minuten.
6. Den Basmatireis auf Teller verteilen und das Gemüsecurry darüber geben.
7. Mit frischem Koriander garnieren und servieren.

Nährwertangaben (pro Portion):

Kalorien: 380 / Fett: 24g / Kohlenhydrate: 36g / Ballaststoffe: 6g / Zucker: 8g / Protein: 6g

Rezepte: Mit Quinoa gefüllte Paprika

Zubereitungszeit: 20 Minuten / Kochzeit: 30 Minuten / Portionsgröße: 4 Portionen

Zutaten:

- 4 große Paprikaschoten (vorzugsweise rot oder gelb)
- 1 Tasse Quinoa, gründlich gespült
- 2 Tassen Gemüsebrühe

- 1 EL Olivenöl
- 1 Zwiebel, gehackt
- 2 Knoblauchzehen, gehackt
- 1 Dose (400 g) gehackte Tomaten
- 1 TL gemahlener Kreuzkümmel
- 1 TL Paprikapulver
- Salz und Pfeffer nach Geschmack
- 1/2 Tasse gehackte Petersilie oder Koriander
- 1/2 Tasse geriebener veganer Käse (optional)

Anleitung:

1. Den Backofen auf 200°C vorheizen. Eine Auflaufform leicht einfetten.
2. Die Paprikaschoten halbieren und vorsichtig entkernen, sodass die Form erhalten bleibt. Die Paprikahälften in die vorbereitete Auflaufform legen und beiseite stellen.
3. In einem Topf die Gemüsebrühe zum Kochen bringen. Die gespülte Quinoa hinzufügen, die Hitze reduzieren und zugedeckt etwa 15 Minuten köcheln lassen, bis die Quinoa gar ist und die Flüssigkeit aufgenommen hat. Beiseite stellen.
4. In einer Pfanne das Olivenöl bei mittlerer Hitze erhitzen. Die gehackte Zwiebel und den Knoblauch hinzufügen und etwa 3 Minuten anschwitzen, bis sie weich sind.
5. Die gehackten Tomaten, gemahlenen Kreuzkümmel und Paprikapulver hinzufügen. Mit Salz und Pfeffer abschmecken. Die Mischung 5-7 Minuten köcheln lassen, bis sie etwas eingedickt ist.
6. Die gekochte Quinoa und gehackte Petersilie oder Koriander zur Tomatenmischung geben und gut vermengen.
7. Die Quinoa-Mischung gleichmäßig in die vorbereiteten Paprikahälften füllen. Optional mit geriebenem veganen Käse bestreuen.
8. Die gefüllten Paprikaschoten für 25-30 Minuten backen, bis sie weich sind und der Käse geschmolzen ist.
9. Aus dem Ofen nehmen und servieren.

Nährwertangaben (pro Portion):

Kalorien: 280 / Fett: 6g / Kohlenhydrate: 48g / Ballaststoffe: 7g / Zucker: 9g / Protein: 9g

Rezepte: Gebratenes Hähnchen mit gemischtem Gemüse

Zubereitungszeit: 15 Minuten / Kochzeit: 25 Minuten / Portionsgröße: 4 Portionen

Zutaten:

- 4 Hähnchenbrustfilets, ohne Haut und Knochen
- 2 EL Olivenöl
- 2 Knoblauchzehen, gehackt
- 1 Zwiebel, in dünnen Scheiben
- 2 Paprikaschoten, in Streifen geschnitten
- 2 Zucchini, in Scheiben geschnitten
- 1 Aubergine, in Würfel geschnitten
- 1 Tasse Cherrytomaten
- 2 TL gemischte italienische Kräuter
- Salz und Pfeffer nach Geschmack
- Frischer Basilikum zum Garnieren (optional)

Anleitung:

1. Die Hähnchenbrustfilets mit Salz und Pfeffer würzen.
2. In einer großen Pfanne 1 EL Olivenöl bei mittlerer Hitze erhitzen. Die Hähnchenbrustfilets hinzufügen und von beiden Seiten goldbraun braten, bis sie durchgegart sind. Die gebratenen Hähnchenbrustfilets aus der Pfanne nehmen und beiseite stellen.
3. In derselben Pfanne das restliche Olivenöl erhitzen. Den gehackten Knoblauch hinzufügen und kurz anbraten, bis er duftet.
4. Die Zwiebel hinzufügen und unter gelegentlichem Rühren glasig braten.
5. Die Paprikastreifen, Zucchinischeiben und gewürfelte Aubergine hinzufügen. Alles etwa 8-10 Minuten anbraten, bis das Gemüse weich wird.
6. Die Cherrytomaten hinzufügen und weitere 2-3 Minuten braten, bis sie leicht weich werden.
7. Die gemischten italienischen Kräuter über das Gemüse streuen und mit Salz und Pfeffer abschmecken.

8. Die gebratenen Hähnchenbrustfilets zurück in die Pfanne geben und alles noch einmal kurz erwärmen.

9. Das Gericht auf Teller verteilen und nach Wunsch mit frischem Basilikum garnieren.

Nährwertangaben (pro Portion):

Kalorien: 320 / Fett: 12g / Kohlenhydrate: 12g / Ballaststoffe: 4g / Zucker: 7g / Protein: 40g

Rezepte: Lachs mit Kräuter-Zitronen-Sauce

Zubereitungszeit: 10 Minuten / Kochzeit: 15 Minuten / Portionsgröße: 4 Portionen

Zutaten:

- 4 Lachsfilets, jeweils etwa 150 g
- Salz und Pfeffer nach Geschmack
- 2 EL Olivenöl

Für die Kräuter-Zitronen-Sauce:

- Saft und Schale von 2 Zitronen
- 2 EL Olivenöl
- 2 Knoblauchzehen, gehackt
- 2 EL frische Petersilie, gehackt
- 2 EL frischer Dill, gehackt
- Salz und Pfeffer nach Geschmack

Anleitung:

1. Den Backofen auf 180°C vorheizen.
2. Die Lachsfilets mit Salz und Pfeffer würzen.
3. Eine Backform mit 1 EL Olivenöl einfetten und die Lachsfilets hineinlegen. Mit dem restlichen Olivenöl beträufeln.
4. Die Lachsfilets im vorgeheizten Ofen etwa 12-15 Minuten backen, bis sie durchgegart sind und sich leicht mit einer Gabel zerlegen lassen.

5. Während der Lachs backt, die Kräuter-Zitronen-Sauce zubereiten. Dafür in einer kleinen Pfanne 2 EL Olivenöl erhitzen. Den gehackten Knoblauch hinzufügen und kurz anbraten, bis er duftet.

6. Die Zitronenschale und den Zitronensaft in die Pfanne geben und kurz aufkochen lassen.

7. Die gehackte Petersilie und Dill hinzufügen und alles gut vermischen. Mit Salz und Pfeffer abschmecken.

8. Die gebackenen Lachsfilets aus dem Ofen nehmen und mit der Kräuter-Zitronen-Sauce beträufeln.

9. Den Lachs mit Beilagen nach Wahl servieren und genießen.

Nährwertangaben (pro Portion):

Kalorien: 290 / Fett: 18g / Kohlenhydrate: 3g / Ballaststoffe: 1g / Zucker: 0g / Protein: 29g

Hinweise zur Bedeutung eines nährstoffreichen Abendessens.

Ein nährstoffreiches Abendessen spielt eine entscheidende Rolle für unsere Gesundheit und unser Wohlbefinden. In diesem Kapitel möchten wir die Bedeutung eines ausgewogenen und nährstoffreichen Abendessens erläutern und Ihnen einige hilfreiche Hinweise geben, um gesunde Abendmahlzeiten zu planen und zuzubereiten.

1. Unterstützung eines erholsamen Schlafs

Ein ausgewogenes Abendessen, das reich an Protein, gesunden Fetten, Ballaststoffen und komplexen Kohlenhydraten ist, kann dazu beitragen, einen erholsamen Schlaf zu fördern. Lebensmittel wie mageres Eiweiß (z. B. Hühnchen, Fisch, Tofu), gesunde Fette (Avocado, Nüsse, Olivenöl), Ballaststoffe (Gemüse, Vollkornprodukte) und komplexe Kohlenhydrate (Vollkornreis, Quinoa, Süßkartoffeln) unterstützen die Freisetzung von Serotonin und Melatonin, Hormonen, die für einen gesunden Schlafzyklus wichtig sind.

2. Regulierung des Blutzuckerspiegels

Ein nährstoffreiches Abendessen kann dazu beitragen, den Blutzuckerspiegel stabil zu halten und nächtliche Blutzuckerspitzen zu verhindern. Eine Mahlzeit, die aus einer Kombination von Proteinen, gesunden Fetten und komplexen Kohlenhydraten besteht, wird langsamer verdaut und führt zu einer gleichmäßigeren Freisetzung von Glukose in den Blutkreislauf. Dies kann dazu beitragen, Heißhungerattacken und nächtliche Schwankungen des Blutzuckerspiegels zu reduzieren.

3. Bereitstellung wichtiger Nährstoffe

Ein ausgewogenes Abendessen liefert wichtige Nährstoffe wie Vitamine, Mineralien, Antioxidantien und essentielle Fettsäuren, die für die Reparatur und Regeneration von Zellen und Geweben während des Schlafs benötigt werden. Lebensmittel wie dunkelgrünes Blattgemüse, Beeren, Fisch, Hülsenfrüchte und Vollkornprodukte sind reich an diesen Nährstoffen und sollten regelmäßig in das Abendessen integriert werden.

4. Förderung der Verdauung

Eine leicht verdauliche Mahlzeit am Abend kann die Verdauung fördern und Beschwerden wie Blähungen und Magenbeschwerden vor dem Schlafengehen verhindern. Vermeiden Sie schwere, fettreiche Speisen und große Portionen, die die Verdauung belasten können. Stattdessen wählen Sie leicht verdauliche Proteine wie Fisch oder Geflügel, gedünstetes Gemüse und komplexe Kohlenhydrate in moderaten Portionen.

5. Genuss und Entspannung

Das Abendessen ist oft eine Gelegenheit, um den Tag ausklingen zu lassen und sich zu entspannen. Wählen Sie daher Lebensmittel aus, die Ihnen Freude bereiten und Ihnen ein Gefühl der Zufriedenheit vermitteln. Genießen Sie Ihre Mahlzeit in Ruhe und achten Sie darauf, bewusst zu essen, um den Geschmack und die Textur der Speisen vollständig wahrzunehmen.

Zusammenfassung

Ein nährstoffreiches Abendessen ist entscheidend für unsere Gesundheit und unser Wohlbefinden. Es unterstützt einen erholsamen Schlaf, reguliert den Blutzuckerspiegel, liefert wichtige Nährstoffe, fördert die Verdauung und trägt zum Genuss und zur Entspannung bei. Durch die Auswahl ausgewogener und vielseitiger Zutaten können Sie gesunde Abendmahlzeiten genießen, die Ihren Körper optimal unterstützen.

Kapitel 6: Desserts

Rezepte: Zitronen-Ingwer-Chia-Pudding mit Beerenkompott: Ein erfrischendes und gesundes Dessert voller Omega-3 und Antioxidantien

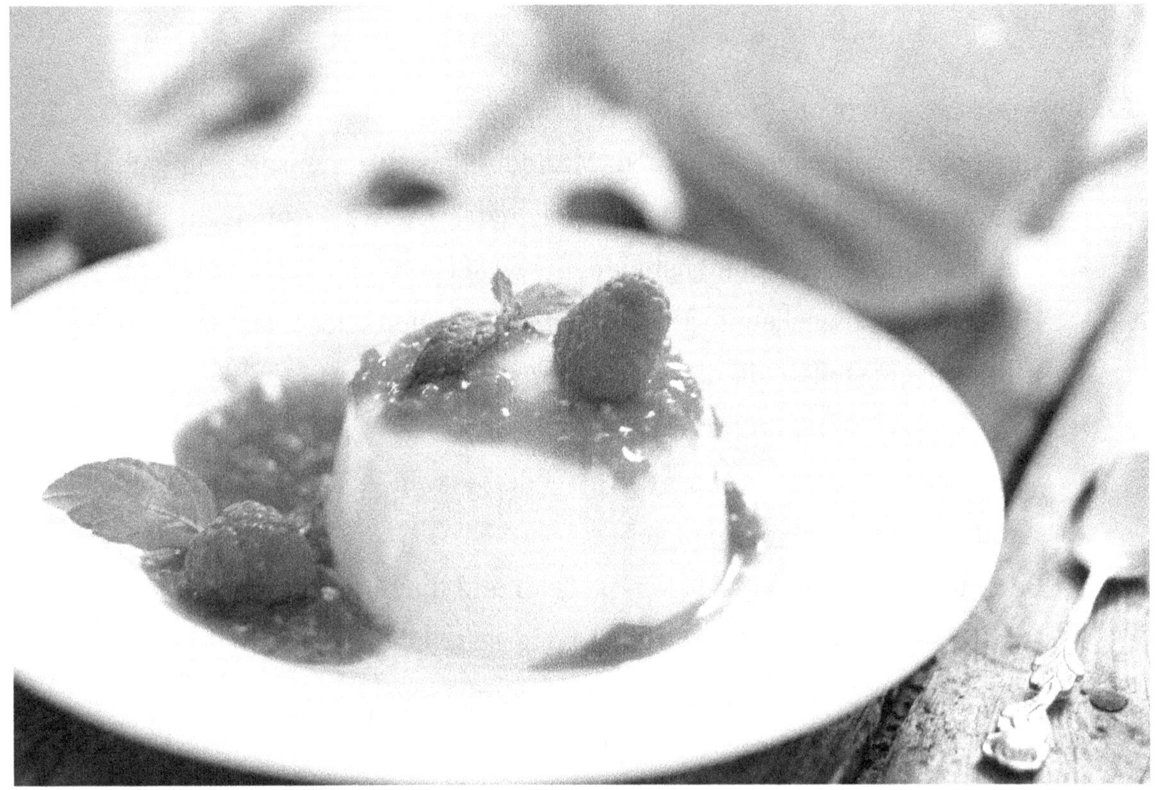

Zubereitungszeit: 10 Minuten / Kochzeit: 10 Minuten / Kühlzeit: 4 Stunden / Portionsgröße: 4 Portionen

Zutaten:

Für den Zitronen-Ingwer-Chia-Pudding:

- 1/4 Tasse Chiasamen
- 1 Tasse Mandelmilch (oder eine andere pflanzliche Milch)
- Saft und Schale von 1 Zitrone
- 1 EL Ahornsirup (optional)
- 1 TL frischer Ingwer, fein gerieben

Für das Beerenkompott:

- 2 Tassen gemischte Beeren (z.B. Erdbeeren, Himbeeren, Blaubeeren)
- 1 EL Ahornsirup (optional)

- Saft einer halben Zitrone
- 1/2 TL Vanilleextrakt

Anleitung:

1. *Zubereitung des Zitronen-Ingwer-Chia-Puddings:*
   - In einer Schüssel die Chiasamen, Mandelmilch, Zitronensaft und -schale, Ahornsirup (falls verwendet) und geriebenen Ingwer vermengen.
   - Gut umrühren, um sicherzustellen, dass die Chiasamen gleichmäßig verteilt sind.
   - Die Schüssel abdecken und mindestens 4 Stunden oder über Nacht in den Kühlschrank stellen, damit der Pudding fest wird.
2. *Zubereitung des Beerenkompotts:*
   - Die gemischten Beeren, Ahornsirup (falls verwendet), Zitronensaft und Vanilleextrakt in einen Topf geben.
   - Bei mittlerer Hitze zum Kochen bringen und dann die Hitze reduzieren.
   - Die Beeren etwa 5-7 Minuten köcheln lassen, dabei gelegentlich umrühren, bis sie weich sind und sich zu einem Kompott verdicken.
   - Vom Herd nehmen und abkühlen lassen.
3. *Servieren:*
   - Den Zitronen-Ingwer-Chia-Pudding aus dem Kühlschrank nehmen und in Gläser oder Schalen aufteilen.
   - Das Beerenkompott über den Chia-Pudding geben.
   - Nach Belieben mit frischen Beeren garnieren.
   - Sofort servieren und genießen!

Nährwertangaben (pro Portion):

Kalorien: 150 / Fett: 5g / Kohlenhydrate: 22g / Ballaststoffe: 8g / Zucker: 11g / Protein: 4g

Rezepte: Schoko-Bananen-Nicecream mit Mandelbutter: Eine cremige und dennoch gesunde Alternative zu Eiscreme, die Entzündungen bekämpft und den süßen Zahn stillt

Zubereitungszeit: 5 Minuten / Kühlzeit: 4 Stunden / Portionsgröße: 2 Portionen

Zutaten:

- 3 reife Bananen, geschält, in Stücke geschnitten und eingefroren
- 2 EL ungesüßter Kakaopulver
- 2 EL Mandelbutter
- Optional: Ahornsirup oder ein Süßungsmittel deiner Wahl, nach Geschmack
- Optional: Mandelsplitter oder gehackte Nüsse zum Garnieren

Anleitung:

1. Die gefrorenen Bananenstücke in einen Hochleistungsmixer geben.
2. Das Kakaopulver und die Mandelbutter hinzufügen.
3. Nach Bedarf etwas Ahornsirup oder ein anderes Süßungsmittel hinzufügen, je nach gewünschter Süße.
4. Den Mixer einschalten und die Zutaten zu einer cremigen Masse mixen. Dabei kann es erforderlich sein, den Mixer zwischendurch anzuhalten und die Masse mit einem Spatel zu verrühren, um sicherzustellen, dass alles gleichmäßig vermischt wird.
5. Die Schoko-Bananen-Nicecream in Schalen oder Gläser füllen und nach Belieben mit Mandelsplittern oder gehackten Nüssen garnieren.
6. Die Nicecream für mindestens 4 Stunden oder über Nacht einfrieren, bis sie fest ist.
7. Vor dem Servieren die Nicecream einige Minuten lang bei Raumtemperatur stehen lassen, damit sie etwas weicher wird.
8. Genieße die Schoko-Bananen-Nicecream als köstliche und gesunde Alternative zu herkömmlichem Eis!

Nährwertangaben (pro Portion):

Kalorien: 220 / Fett: 8g / Kohlenhydrate: 36g / Ballaststoffe: 6g / Zucker: 18g / Protein: 4g

Rezepte: Kokosnuss-Reispudding mit Mango: Ein exotisches und erfrischendes Dessert voller tropischer Aromen und entzündungshemmender Eigenschaften
Zubereitungszeit: 5 Minuten / Kochzeit: 30 Minuten / Kühlzeit: 2 Stunden / Portionsgröße: 4 Portionen
Zutaten:

- 1 Tasse Jasminreis

- 1 Dose (400 ml) Kokosmilch
- 2 Tassen Wasser
- 1/4 Tasse Ahornsirup oder ein Süßungsmittel deiner Wahl
- 1 Teelöffel Vanilleextrakt
- Eine Prise Salz
- 1 reife Mango, geschält, entkernt und in Würfel geschnitten
- Frische Minzblätter zum Garnieren (optional)

Anleitung:

1. Den Jasminreis gründlich unter fließendem Wasser spülen, bis das Wasser klar ist.
2. Den gespülten Reis in einen mittelgroßen Topf geben und mit 2 Tassen Wasser, Kokosmilch, Ahornsirup, Vanilleextrakt und einer Prise Salz vermengen.
3. Den Topf zum Kochen bringen, dann die Hitze reduzieren und den Reis bei niedriger Hitze köcheln lassen. Gelegentlich umrühren, um ein Anhaften zu verhindern.
4. Den Reis etwa 25-30 Minuten köcheln lassen, bis er weich und cremig ist und die Flüssigkeit größtenteils aufgenommen wurde.
5. Den gekochten Reispudding vom Herd nehmen und etwas abkühlen lassen.
6. Die Mango schälen, entkernen und in kleine Würfel schneiden.
7. Den Reispudding auf Dessertschalen oder Gläser verteilen und die Mangowürfel darüber geben.
8. Den Kokosnuss-Reispudding mit Mango für mindestens 2 Stunden im Kühlschrank abkühlen lassen, bis er fest wird.
9. Vor dem Servieren mit frischen Minzblättern garnieren, falls gewünscht.
10. Genieße dieses erfrischende und exotische Dessert mit entzündungshemmenden Eigenschaften!

Nährwertangaben (pro Portion):

Kalorien: 320 / Fett: 16g / Kohlenhydrate: 42g / Ballaststoffe: 2g / Zucker: 18g / Protein: 4g

Rezepte: Apfel-Zimt-Hafer-Crumble mit Walnüssen: Ein knuspriges und köstliches Dessert, das den Gaumen verwöhnt und gleichzeitig Entzündungen reduziert

Zubereitungszeit: 15 Minuten / Kochzeit: 35 Minuten / Portionsgröße: 6 Portionen

Zutaten:

- 4 Äpfel, geschält, entkernt und in dünnen Scheiben geschnitten
- 2 Esslöffel Zitronensaft
- 2 Teelöffel Zimt
- 1/4 Tasse Ahornsirup oder ein Süßungsmittel deiner Wahl
- 1 Tasse Haferflocken
- 1/2 Tasse gemahlene Walnüsse
- 1/4 Tasse Mandelmehl
- 1/4 Tasse Kokosöl, geschmolzen
- Eine Prise Salz

Anleitung:

1. Den Ofen auf 180°C vorheizen und eine Backform leicht einfetten.
2. Die Apfelscheiben in eine große Schüssel geben und mit Zitronensaft, Zimt und Ahornsirup vermengen, bis die Äpfel gleichmäßig bedeckt sind.
3. Die vorbereiteten Apfelscheiben gleichmäßig in die vorbereitete Backform geben und glattstreichen.
4. In einer separaten Schüssel die Haferflocken, gemahlenen Walnüsse, Mandelmehl, geschmolzenes Kokosöl und eine Prise Salz vermengen, bis sich alles gut vermischt hat und eine krümelige Textur entsteht.
5. Die Haferflocken-Walnuss-Mischung gleichmäßig über die Äpfel in der Backform streuen.
6. Den Crumble für ca. 35 Minuten backen, bis die Oberfläche goldbraun und knusprig ist.
7. Den Apfel-Zimt-Hafer-Crumble aus dem Ofen nehmen und etwas abkühlen lassen, bevor du ihn servierst.
8. Genieße dieses köstliche und entzündungshemmende Dessert warm oder kalt, allein oder mit einer Kugel Vanilleeis oder einer Portion griechischem Joghurt.

Nährwertangaben (pro Portion):

Kalorien: 280 / Fett: 14g / Kohlenhydrate: 36g / Ballaststoffe: 6g / Zucker: 18g / Protein: 4g

Rezepte: Beeren-Törtchen mit Mandelkruste: Ein leichtes und dennoch köstliches Dessert, das mit frischen Beeren und gesunden Nüssen zubereitet wird

Zubereitungszeit: 20 Minuten / Kochzeit: 25 Minuten / Kühlzeit: 1 Stunde / Portionsgröße: 8 Törtchen

Zutaten:

Für den Teig:

- 1 Tasse Mandelmehl
- 1/4 Tasse Kokosöl, geschmolzen
- 2 Esslöffel Ahornsirup oder ein Süßungsmittel deiner Wahl
- 1 Teelöffel Vanilleextrakt
- Eine Prise Salz

Für die Füllung:

- 2 Tassen gemischte Beeren (Himbeeren, Brombeeren, Blaubeeren)
- 2 Esslöffel Ahornsirup oder ein Süßungsmittel deiner Wahl
- Saft von 1/2 Zitrone
- 1 Esslöffel Mandelmehl

Anleitung:

1. Den Ofen auf 180°C vorheizen und eine Muffinform mit 8 Mulden leicht einfetten.
2. In einer Schüssel das Mandelmehl, geschmolzenes Kokosöl, Ahornsirup, Vanilleextrakt und eine Prise Salz vermischen, bis ein Teig entsteht.
3. Den Teig gleichmäßig auf die Mulden der Muffinform verteilen und festdrücken, um den Boden der Törtchen zu bilden.
4. Den Teig in der Muffinform 10 Minuten backen, bis er leicht goldbraun wird. Dann aus dem Ofen nehmen und abkühlen lassen.
5. Währenddessen die gemischten Beeren, Ahornsirup, Zitronensaft und Mandelmehl in einer Schüssel vermengen, bis die Beeren gleichmäßig bedeckt sind.

6. Die Beerenmischung gleichmäßig auf die abgekühlten Mandelkrusten verteilen.

7. Die Törtchen für mindestens 1 Stunde im Kühlschrank kalt stellen, damit die Füllung fest werden kann.

8. Vor dem Servieren die Beeren-Törtchen vorsichtig aus der Muffinform nehmen und auf einer Servierplatte anrichten.

9. Genieße diese leichten und köstlichen Beeren-Törtchen als entzündungshemmendes Dessert!

Nährwertangaben (pro Törtchen):

Kalorien: 180 / Fett: 12g / Kohlenhydrate: 16g / Ballaststoffe: 4g / Zucker: 8g / Protein: 3g

Rezepte: Avocado-Schoko-Mousse mit Himbeersauce: Ein cremiges und dennoch gesundes Dessert, das den süßen Zahn stillt und Entzündungen bekämpft
Zubereitungszeit: 15 Minuten / Kühlzeit: 1 Stunde / Portionsgröße: 4
Zutaten:
Für die Avocado-Schoko-Mousse:

- 2 reife Avocados
- 1/4 Tasse ungesüßtes Kakaopulver
- 1/4 Tasse Ahornsirup oder ein Süßungsmittel deiner Wahl
- 1 Teelöffel Vanilleextrakt
- Eine Prise Salz
- 1/4 Tasse Mandelmilch oder eine pflanzliche Milch deiner Wahl

Für die Himbeersauce:

- 1 Tasse gefrorene Himbeeren
- 1 Esslöffel Ahornsirup oder ein Süßungsmittel deiner Wahl
- Saft von 1/2 Zitrone

Anleitung:

1. Die Avocados halbieren, den Kern entfernen und das Fruchtfleisch mit einem Löffel herausnehmen. In eine Schüssel geben.
2. Das Kakaopulver, Ahornsirup, Vanilleextrakt, eine Prise Salz und Mandelmilch zu den Avocados geben.
3. Alle Zutaten für die Avocado-Schoko-Mousse mit einem Pürierstab oder in einem Mixer pürieren, bis eine cremige Masse entsteht.
4. Die Avocado-Schoko-Mousse in Dessertgläser oder Schalen aufteilen und für mindestens 1 Stunde im Kühlschrank kalt stellen, damit sie fest wird.
5. In der Zwischenzeit die gefrorenen Himbeeren, Ahornsirup und Zitronensaft in einem kleinen Topf bei mittlerer Hitze erwärmen. Die Himbeeren unter gelegentlichem Rühren etwa 5 Minuten köcheln lassen, bis sie zu einer Sauce zerfallen.
6. Die Himbeersauce vom Herd nehmen und etwas abkühlen lassen.
7. Die Avocado-Schoko-Mousse aus dem Kühlschrank nehmen, mit der Himbeersauce garnieren und servieren.
8. Genieße dieses cremige und gesunde Dessert mit einem Hauch von Schokolade und fruchtiger Himbeernote!

Nährwertangaben (pro Portion):

Kalorien: 250 / Fett: 16g / Kohlenhydrate: 28g / Ballaststoffe: 10g / Zucker: 14g / Protein: 4g

Rezepte: Mango-Kokos-Sorbet mit Limettenminze: Ein erfrischendes und fruchtiges Dessert, das mit natürlichen Zutaten und entzündungshemmenden Eigenschaften zubereitet wird

Zubereitungszeit: 10 Minuten / Kühlzeit: 4 Stunden / Portionsgröße: 4

Zutaten:

- 2 reife Mangos, geschält und entkernt
- 1 Dose Kokosmilch (400 ml), ungekühlt
- Saft und abgeriebene Schale von 2 Limetten
- 2 Esslöffel Ahornsirup oder nach Geschmack
- Ein paar Zweige frische Minze, gehackt
- Einige Limettenscheiben und Minzeblätter zur Garnierung

Anleitung:

1. Die Mangos in Stücke schneiden und in einen Mixer geben.
2. Die Kokosmilch, Limettensaft, Limettenschale und Ahornsirup hinzufügen.
3. Alles zusammen im Mixer pürieren, bis eine glatte Masse entsteht.
4. Die gehackte Minze hinzufügen und kurz durchrühren, um sie zu verteilen.
5. Die Sorbet-Mischung in eine flache, gefrierfeste Schale geben und gleichmäßig verteilen.
6. Die Schale abdecken und für mindestens 4 Stunden oder über Nacht einfrieren, bis das Sorbet fest ist.
7. Vor dem Servieren das Sorbet aus dem Gefrierschrank nehmen und etwa 5-10 Minuten antauen lassen, damit es etwas weicher wird.
8. Das Mango-Kokos-Sorbet mit Limettenminze in Schalen oder Gläser füllen, mit Limettenscheiben und Minzeblättern garnieren und sofort servieren.
9. Genießen Sie dieses erfrischende und fruchtige Dessert mit einem Hauch von exotischem Geschmack!

Nährwertangaben (pro Portion):

Kalorien: 280 / Fett: 19g / Kohlenhydrate: 27g / Ballaststoffe: 4g / Zucker: 21g / Protein: 3g

Rezepte: Ingwer-Kurkuma-Energiekugeln mit Datteln und Nüssen: Kleine, nahrhafte Snacks voller gesunder Fette und entzündungshemmender Gewürze
Zubereitungszeit: 15 Minuten / Kochzeit: 0 Minuten / Portionsgröße: 12 Kugeln
Zutaten:

- 1 Tasse entsteinte Datteln
- 1/2 Tasse gemischte Nüsse (z. B. Mandeln, Walnüsse, Cashewnüsse)
- 2 Esslöffel Haferflocken
- 1 Esslöffel geschälter und geriebener frischer Ingwer
- 1 Teelöffel gemahlener Kurkuma
- 1 Teelöffel Zimt
- Eine Prise Meersalz
- 1 Esslöffel Kokosöl, geschmolzen
- 1 Teelöffel Vanilleextrakt

- Kokosraspeln oder gemahlener Zimt zum Wälzen (optional)

Anleitung:

1. Die entsteinten Datteln in einer Schüssel mit heißem Wasser einweichen lassen, bis sie weich sind, etwa 10 Minuten. Abgießen und abtropfen lassen.
2. In der Zwischenzeit die gemischten Nüsse und Haferflocken in einer Küchenmaschine oder einem Mixer grob zerkleinern, bis eine grobe Textur entsteht.
3. Die eingeweichten Datteln, geriebenen Ingwer, gemahlenen Kurkuma, Zimt, eine Prise Meersalz, geschmolzenes Kokosöl und Vanilleextrakt hinzufügen.
4. Alles gut mixen, bis eine klebrige und gleichmäßige Masse entsteht.
5. Die Mischung aus der Küchenmaschine nehmen und zu kleinen Kugeln formen. Falls die Masse klebrig ist, können Sie die Hände mit etwas Wasser befeuchten, um das Formen zu erleichtern.
6. Nach Belieben die fertigen Kugeln in Kokosraspeln oder gemahlenem Zimt wälzen, um eine zusätzliche Geschmacksnote und Textur zu erhalten.
7. Die Ingwer-Kurkuma-Energiekugeln in einem luftdichten Behälter im Kühlschrank aufbewahren und vor dem Servieren etwas abkühlen lassen.
8. Genießen Sie diese kleinen, nahrhaften Snacks als Zwischenmahlzeit oder als schnelle Energiequelle unterwegs!

Nährwertangaben (pro Portion - 1 Kugel):

Kalorien: 90 / Fett: 4g / Kohlenhydrate: 13g / Ballaststoffe: 2g / Zucker: 9g / Protein: 1g

Rezepte: Bananen-Avocado-Mousse

Zubereitungszeit: 10 Minuten / Kochzeit: 0 Minuten / Portionsgröße: 2

Zutaten:

- 1 reife Avocado
- 1 reife Banane
- 2 Esslöffel Kakaopulver
- 2 Esslöffel Ahornsirup oder Honig (optional, je nach gewünschter Süße)
- 1 Teelöffel Vanilleextrakt

- Eine Prise Meersalz
- Frische Beeren zum Servieren (optional)
- Gehackte Nüsse oder Kakaonibs zum Garnieren (optional)

Anleitung:

1. Die Avocado halbieren, den Kern entfernen und das Fruchtfleisch mit einem Löffel aus der Schale nehmen.
2. Die reife Banane schälen und in grobe Stücke schneiden.
3. Das Avocadofleisch und die Bananenstücke zusammen mit dem Kakaopulver, Ahornsirup oder Honig (falls verwendet), Vanilleextrakt und einer Prise Meersalz in einen Mixer oder eine Küchenmaschine geben.
4. Alles gut mixen, bis eine cremige und gleichmäßige Masse entsteht. Bei Bedarf können Sie je nach Konsistenz noch etwas Wasser oder pflanzliche Milch hinzufügen.
5. Die Bananen-Avocado-Mousse in Dessertgläser oder Schüsseln füllen und nach Belieben mit frischen Beeren, gehackten Nüssen oder Kakaonibs garnieren.
6. Vor dem Servieren für etwa 30 Minuten im Kühlschrank kaltstellen, damit die Mousse leicht fest wird und ihre Aromen intensiviert.
7. Genießen Sie dieses köstliche und gesunde Dessert als süße Leckerei, die gleichzeitig entzündungshemmende Eigenschaften bietet!

Nährwertangaben (pro Portion):

Kalorien: 220 / Fett: 15g / Kohlenhydrate: 22g / Ballaststoffe: 7g / Zucker: 10g / Protein: 3g

Rezepte: Preiselbeeren in Naturgelee

Zubereitungszeit: 10 Minuten / Kochzeit: 10 Minuten / Portionsgröße: 4
Zutaten:

- 500 g frische Preiselbeeren
- 200 ml Wasser
- 100 g Honig oder Ahornsirup
- Saft von 1 Zitrone

- 2 Esslöffel Geliermittel (z. B. Agar-Agar oder Gelatine, für vegane Option Agar-Agar verwenden)

Anleitung:

1. Die frischen Preiselbeeren gründlich waschen und abtropfen lassen.
2. In einem Topf das Wasser zum Kochen bringen. Die Preiselbeeren, den Honig oder Ahornsirup und den Zitronensaft hinzufügen. Bei mittlerer Hitze etwa 5 Minuten köcheln lassen, bis die Preiselbeeren weich werden und der Saft austreten kann.
3. Nach 5 Minuten das Geliermittel hinzufügen und gut umrühren, um sicherzustellen, dass es sich vollständig auflöst.
4. Das Gelee etwa 5 Minuten köcheln lassen, bis es leicht eindickt.
5. Die Preiselbeerenmischung vom Herd nehmen und etwas abkühlen lassen.
6. Die Preiselbeeren in sterilisierte Gläser füllen und das Naturgelee fest werden lassen.
7. Die Gläser verschließen und im Kühlschrank aufbewahren.
8. Die Preiselbeeren in Naturgelee als Beilage zu verschiedenen Gerichten servieren oder als köstliches Dessert genießen!

Nährwertangaben (pro Portion):

Kalorien: 150 / Fett: 0.5g / Kohlenhydrate: 38g / Ballaststoffe: 5g / Zucker: 30g / Protein: 1g

Diskussion über gesunde Alternativen zu herkömmlichen süßen Speisen.

In diesem Kapitel werden wir die Bedeutung von gesunden Alternativen zu herkömmlichen süßen Speisen diskutieren und Ihnen einige Vorschläge für köstliche und nahrhafte Alternativen vorstellen.

1. Reduzierung des Zuckerkonsums

Herkömmliche süße Speisen wie Kuchen, Kekse, Eiscreme und Desserts enthalten oft große Mengen an raffiniertem Zucker, der mit verschiedenen Gesundheitsproblemen in Verbindung gebracht wird, darunter Fettleibigkeit, Typ-2-Diabetes und Herz-Kreislauf-Erkrankungen. Durch die Reduzierung des Zuckerkonsums und die Suche nach gesünderen Alternativen können Sie diese Risiken minimieren und Ihre allgemeine Gesundheit verbessern.

2. Verwendung natürlicher Süßungsmittel

Anstelle von raffiniertem Zucker können Sie natürliche Süßungsmittel wie Honig, Ahornsirup, Agavendicksaft, Datteln oder Obst verwenden, um Süße zu Ihren Speisen hinzuzufügen. Diese natürlichen Optionen enthalten neben Süße auch Vitamine, Mineralien und Antioxidantien und bieten somit einen zusätzlichen gesundheitlichen Nutzen.

3. Erhöhung des Fruchtanteils

Früchte sind eine hervorragende Option für die Zubereitung von süßen Speisen, da sie natürliche Süße liefern und reich an Ballaststoffen, Vitaminen und Antioxidantien sind. Sie können frische Früchte verwenden, um Desserts, Smoothies, Joghurts oder Müslis zu süßen, oder gefrorene Früchte für erfrischende Sorbets und Eiscremes.

4. Nutzung von alternativen Mehlen und Zutaten

Anstelle von raffiniertem Mehl können Sie alternative Mehle wie Mandelmehl, Kokosmehl, Hafermehl oder Kichererbsenmehl verwenden, um gesündere Versionen von Backwaren und Desserts zuzubereiten. Diese Mehle sind reich an Ballaststoffen, Proteinen und gesunden Fetten und haben einen geringeren glykämischen Index als weißes Mehl.

5. Experimentieren mit gesunden Rezepten

Es gibt eine Vielzahl von gesunden Rezepten für süße Speisen, die ohne raffinierten Zucker auskommen und dennoch köstlich schmecken. Von proteinreichen Energiekugeln über fruchtige Smoothie-Bowls bis hin zu cremigen Avocado-Schokoladen-Mousse gibt es unzählige Möglichkeiten, gesunde Alternativen zu herkömmlichen Süßigkeiten zu genießen.

Zusammenfassung

Gesunde Alternativen zu herkömmlichen süßen Speisen sind eine wichtige Komponente einer ausgewogenen Ernährung und können dazu beitragen, den Zuckerkonsum zu reduzieren und die allgemeine Gesundheit zu verbessern. Durch die Verwendung von natürlichen Süßungsmitteln, einer erhöhten Fruchtzufuhr, alternativen Mehlen und gesunden Rezepten können Sie köstliche süße Speisen zubereiten, die Ihren Körper optimal unterstützen.

Abschnitt über die kulturelle Bedeutung und Anpassung traditioneller deutscher Rezepte.

Kapitel: Abschnitt über die kulturelle Bedeutung und Anpassung traditioneller deutscher Rezepte

Dieser Abschnitt widmet sich der kulturellen Bedeutung traditioneller deutscher Rezepte und zeigt auf, wie diese Rezepte im Rahmen der entzündungshemmenden Ernährung angepasst werden können. Deutschland hat eine reiche kulinarische Tradition, die durch ihre Vielfalt und Regionalität geprägt ist. Viele klassische Gerichte sind zwar köstlich, können aber auch reich an gesättigten Fetten, raffiniertem Zucker und anderen potenziell entzündungsfördernden Zutaten sein. Durch geschickte Anpassungen können jedoch auch diese traditionellen Rezepte in eine gesunde und entzündungshemmende Ernährungsweise integriert werden.

1. Kulturelle Bedeutung traditioneller deutscher Rezepte:

Dieser Abschnitt beginnt mit einer Einführung in die kulturelle Bedeutung traditioneller deutscher Rezepte. Es wird erläutert, wie bestimmte Gerichte in verschiedenen Regionen Deutschlands entstanden sind und welche Rolle sie in der Geschichte und im Alltag der Menschen spielen. Die Vielfalt der deutschen Küche wird betont, ebenso wie die Tatsache, dass viele traditionelle Gerichte oft reich an Fleisch, Kartoffeln, Sauerrahm und anderen Zutaten sind, die möglicherweise entzündungsfördernd sein können.

2. Anpassung traditioneller Rezepte an die entzündungshemmende Ernährung:

In diesem Teil des Abschnitts werden Tipps und Strategien vorgestellt, wie traditionelle deutsche Rezepte an die Grundsätze der entzündungshemmenden Ernährung angepasst werden können. Zum Beispiel können fettreiche Zutaten wie Sahne durch gesündere Alternativen wie ungesüßte Mandel- oder Hafermilch ersetzt werden. Statt raffiniertem Zucker können natürliche Süßungsmittel wie Honig oder Ahornsirup verwendet werden. Die Verwendung von hochwertigen, frischen Zutaten und die Reduzierung von gesättigten Fetten und verarbeiteten Lebensmitteln stehen im Mittelpunkt dieser Anpassungen.

3. Beispielrezepte und kulinarische Innovation:

Im letzten Teil dieses Abschnitts werden konkrete Beispiele für die Anpassung traditioneller deutscher Rezepte präsentiert. Dazu gehören beliebte Gerichte wie Kartoffelsalat, Sauerkraut, Schnitzel und Schwarzwälder Kirschtorte, die so modifiziert werden, dass sie den entzündungshemmenden Ernährungsrichtlinien entsprechen. Darüber hinaus werden innovative Rezepte vorgestellt, die traditionelle deutsche Zutaten und Geschmacksrichtungen verwenden, aber gleichzeitig eine moderne, gesunde Interpretation bieten.

Zusammenfassung:

Dieser Abschnitt über die kulturelle Bedeutung und Anpassung traditioneller deutscher Rezepte zeigt, wie die reiche kulinarische Tradition Deutschlands mit den Prinzipien der entzündungshemmenden Ernährung in Einklang gebracht werden kann. Durch die Anpassung von Zutaten und Zubereitungsmethoden können auch klassische deutsche Gerichte zu einer gesunden und ausgewogenen Ernährung beitragen, ohne dabei auf den authentischen Geschmack und die kulturelle Bedeutung zu verzichten.

Schlussfolgerung

Zusammenfassung der langfristigen Vorteile einer entzündungshemmenden Diät.

Eine entzündungshemmende Ernährung bietet eine Vielzahl von langfristigen Vorteilen für die Gesundheit und das Wohlbefinden. In diesem abschließenden Kapitel werden die wichtigsten langfristigen Vorteile einer entzündungshemmenden Ernährung zusammengefasst und die Bedeutung einer langfristigen Verpflichtung zu einem gesunden Ernährungsstil betont.

1. Reduzierung des Entzündungsniveaus: Durch den Verzehr von entzündungshemmenden Lebensmitteln und die Vermeidung entzündungsfördernder Lebensmittel kann das Entzündungsniveau im Körper langfristig gesenkt werden. Dies kann dazu beitragen, das Risiko für chronische Entzündungskrankheiten wie Herz-Kreislauf-Erkrankungen, Diabetes und bestimmte Krebsarten zu verringern.

2. Verbesserung der Herzgesundheit: Eine entzündungshemmende Ernährung, die reich an gesunden Fetten, Vollkornprodukten, Obst und Gemüse ist, kann dazu beitragen, das Risiko von Herz-Kreislauf-Erkrankungen zu senken. Dies geschieht durch die Senkung des Cholesterinspiegels, die Regulierung des Blutdrucks und die Unterstützung der allgemeinen Herzgesundheit.

3. Stärkung des Immunsystems: Die entzündungshemmenden Eigenschaften vieler Lebensmittel, insbesondere von Obst, Gemüse, Nüssen, Samen und Gewürzen, können das Immunsystem stärken und die körpereigene Abwehr gegen Krankheiten und Infektionen unterstützen. Ein starkes Immunsystem trägt dazu bei, Krankheiten abzuwehren und die Gesundheit insgesamt zu verbessern.

4. Gewichtsmanagement: Eine entzündungshemmende Ernährung, die reich an ballaststoffreichen Lebensmitteln und gesunden Fetten ist, kann dazu beitragen, das Gewicht zu kontrollieren und eine gesunde Körperzusammensetzung zu fördern. Durch die Förderung eines stabilen Blutzuckerspiegels und die Reduzierung von Heißhungerattacken kann eine entzündungshemmende Ernährung langfristig zu einem nachhaltigen Gewichtsmanagement beitragen.

5. Verbesserung der mentalen Gesundheit: Forschungsergebnisse legen nahe, dass eine entzündungshemmende Ernährung auch die mentale Gesundheit unterstützen kann. Indem sie das Risiko von Entzündungen im Gehirn verringert, kann eine entzündungshemmende Ernährung zur Vorbeugung von Depressionen, Angstzuständen und anderen psychischen Erkrankungen beitragen.

6. Förderung des allgemeinen Wohlbefindens: Eine langfristige Verpflichtung zu einer entzündungshemmenden Ernährung kann das allgemeine Wohlbefinden verbessern, indem sie Energie steigert, die Verdauung fördert, die Hautgesundheit unterstützt und die allgemeine Vitalität erhöht.

Zusammenfassung:

Die langfristigen Vorteile einer entzündungshemmenden Ernährung sind vielfältig und umfassen eine verbesserte Herzgesundheit, gestärktes Immunsystem, Gewichtsmanagement, bessere mentale Gesundheit und allgemeines Wohlbefinden. Durch die Integration entzündungshemmender Lebensmittel in die tägliche Ernährung und die Vermeidung entzündungsfördernder Lebensmittel können diese langfristigen Vorteile erreicht werden. Es ist wichtig zu betonen, dass eine langfristige Verpflichtung zu einem gesunden Ernährungsstil entscheidend ist, um die langfristigen Vorteile einer entzündungshemmenden Ernährung zu maximieren.

Ermutigung und Ratschläge, wie die Leser diese Ernährungsweise in ihren Alltag integrieren können.

Die Umstellung auf eine entzündungshemmende Ernährung kann eine bedeutende Veränderung im Lebensstil bedeuten, aber die Vorteile für die Gesundheit sind es wert. In diesem Kapitel werden ermutigende Worte und praktische Ratschläge gegeben, um Leser dabei zu unterstützen, diese Ernährungsweise erfolgreich in ihren Alltag zu integrieren.

1. Starten Sie langsam: Es ist wichtig zu erkennen, dass eine vollständige Umstellung der Ernährungsgewohnheiten nicht über Nacht geschehen muss. Beginnen Sie stattdessen langsam und setzen Sie sich realistische Ziele. Schrittweise Änderungen ermöglichen es dem Körper, sich anzupassen und neue Gewohnheiten nachhaltig zu etablieren.

2. Experimentieren Sie mit neuen Lebensmitteln: Eine entzündungshemmende Ernährung bietet eine Vielzahl von schmackhaften und nahrhaften Lebensmitteln, die vielleicht noch nicht Teil Ihrer üblichen Ernährung sind. Seien Sie experimentierfreudig und probieren Sie neue Rezepte aus, um eine Vielzahl von Lebensmitteln zu entdecken, die Ihren Geschmacksknospen gefallen.

3. Planen Sie im Voraus: Nehmen Sie sich Zeit, um Mahlzeiten im Voraus zu planen und Lebensmitteleinkäufe zu tätigen. Indem Sie einen Essensplan erstellen und gesunde Snacks vorbereiten, können Sie vermeiden, in Versuchung zu geraten, ungesunde Optionen zu wählen, wenn Sie hungrig sind oder wenig Zeit haben.

4. Bleiben Sie flexibel: Es ist wichtig zu erkennen, dass es nicht darum geht, perfekt zu sein. Es wird Zeiten geben, in denen es schwierig ist, sich strikt an eine entzündungshemmende Ernährung zu halten, und das ist in Ordnung. Seien Sie flexibel und gönnen Sie sich gelegentlich kleine Leckereien, aber kehren Sie dann wieder zu Ihren gesunden Ernährungsgewohnheiten zurück.

5. Holen Sie sich Unterstützung: Teilen Sie Ihre Ziele und Herausforderungen mit Freunden, Familie oder sogar einer Online-Community. Der Austausch von Erfahrungen und die gegenseitige Unterstützung können helfen, motiviert zu bleiben und die Umstellung auf eine entzündungshemmende Ernährung erfolgreich zu bewältigen.

6. Feiern Sie Ihre Fortschritte: Jeder Schritt in Richtung einer gesünderen Ernährung ist ein Erfolg. Feiern Sie Ihre Fortschritte, auch wenn sie klein erscheinen, und erinnern Sie sich daran, dass selbst kleine Veränderungen einen großen Einfluss auf Ihre Gesundheit haben können.

Zusammenfassung:

Die Integration einer entzündungshemmenden Ernährung in den Alltag erfordert Zeit, Geduld und Engagement. Durch die Annahme eines schrittweisen Ansatzes, das Experimentieren mit neuen Lebensmitteln, das Planen im Voraus, die Flexibilität, die Suche nach Unterstützung und die Feier der Fortschritte können Leser erfolgreich eine gesündere Ernährungsweise erreichen und langfristig davon profitieren.

Anhang

30-Tage-Ernährungsplan mit täglichen Mahlzeiten, Einkaufslisten und Vorbereitungstipps.

Tag	Frühstück	Mittagessen	Abendessen	Snack	Dessert
1	Chia-Pudding mit Beerenkompott	Gefüllte Paprika mit Quinoa und Gemüse	Gemüsecurry mit Kokosmilch und Basmatireis	Gemüsesticks mit Hummus	Bananen-Avocado-Mousse
2	Kokosnuss-Reispudding mit Mango	Rote-Bete-Risotto mit Walnüssen und Ziegenkäse	Gegrilltes Hähnchen mit Avocado-Salsa und Pommes	Ingwer-Kurkuma-Energiekugeln	Avocado-Schoko-Mousse mit Himbeersauce
3	Quinoa-Salat mit geröstetem Gemüse und Zitronen-Kräuter-Dressing	Gemüse-Curry mit Basmatireis und frischem Koriander	Vegetarische Buddha Bowl mit Kurkuma-Tahini-Dressing	Chia-Pudding-Snack-Jars mit Beeren	Preiselbeeren in Naturgelee
4	Chia-Pudding mit Beerenkompott	Rote Linsen-Curry mit Kokosmilch und frischem Koriander	Gegrillter Lachs mit Quinoa und geröstetem Gemüse	Gemüsesticks mit Hummus	Beeren-Törtchen mit Mandelkruste
5	Mango-Kokos-Sorbet mit Limettenminze	Gefüllte Süßkartoffeln mit Spinat und Feta	Gemüsepfanne mit Hähnchenstreifen und Quinoa	Chia-Pudding-Snack-Jars mit Beeren	Avocado-Schoko-Mousse mit Himbeersauce
6	Kokosnuss-Reispudding mit Mango	Gemüsecurry mit Kokosmilch und Basmatireis	Gegrilltes Hähnchen mit Avocado-Salsa und Pommes	Ingwer-Kurkuma-Energiekugeln	Beeren-Törtchen mit Mandelkruste
7	Chia-Pudding mit Beerenkompott	Gefüllte Paprika mit Quinoa und Gemüse	Rote-Bete-Risotto mit Walnüssen und Ziegenkäse	Gemüsesticks mit Hummus	Bananen-Avocado-Mousse
8	Mango-Kokos-Sorbet mit Limettenminze	Gemüse-Curry mit Basmatireis und frischem Koriander	Vegetarische Buddha Bowl mit Kurkuma-Tahini-Dressing	Chia-Pudding-Snack-Jars mit Beeren	Avocado-Schoko-Mousse mit Himbeersauce
9	Quinoa-Salat mit geröstetem Gemüse und Zitronen-Kräuter-Dressing	Gemüsepfanne mit Hähnchenstreifen und Quinoa	Gegrillter Lachs mit Quinoa und geröstetem Gemüse	Gemüsesticks mit Hummus	Preiselbeeren in Naturgelee
10	Chia-Pudding mit Beerenkompott	Rote Linsen-Curry mit Kokosmilch und frischem Koriander	Gegrilltes Hähnchen mit Avocado-Salsa und Pommes	Ingwer-Kurkuma-Energiekugeln	Beeren-Törtchen mit Mandelkruste

Tag	Frühstück	Mittagessen	Abendessen	Snack	Dessert
11	Kokosnuss-Reispudding mit Mango	Gemüsecurry mit Kokosmilch und Basmatireis	Gefüllte Süßkartoffeln mit Spinat und Feta	Chia-Pudding-Snack-Jars mit Beeren	Avocado-Schoko-Mousse mit Himbeersauce
12	Chia-Pudding mit Beerenkompott	Rote-Bete-Risotto mit Walnüssen und Ziegenkäse	Gemüse-Curry mit Basmatireis und frischem Koriander	Gemüsesticks mit Hummus	Bananen-Avocado-Mousse
13	Mango-Kokos-Sorbet mit Limettenminze	Gegrillter Lachs mit Quinoa und geröstetem Gemüse	Gemüsepfanne mit Hähnchenstreifen und Quinoa	Ingwer-Kurkuma-Energiekugeln	Beeren-Törtchen mit Mandelkruste
14	Chia-Pudding mit Beerenkompott	Vegetarische Buddha Bowl mit Kurkuma-Tahini-Dressing	Gefüllte Paprika mit Quinoa und Gemüse	Gemüsesticks mit Hummus	Avocado-Schoko-Mousse mit Himbeersauce
15	Quinoa-Salat mit geröstetem Gemüse und Zitronen-Kräuter-Dressing	Rote Linsen-Curry mit Kokosmilch und frischem Koriander	Gegrilltes Hähnchen mit Avocado-Salsa und Pommes	Chia-Pudding-Snack-Jars mit Beeren	Preiselbeeren in Naturgelee
16	Kokosnuss-Reispudding mit Mango	Gemüsecurry mit Kokosmilch und Basmatireis	Gefüllte Süßkartoffeln mit Spinat und Feta	Chia-Pudding-Snack-Jars mit Beeren	Avocado-Schoko-Mousse mit Himbeersauce
17	Chia-Pudding mit Beerenkompott	Rote-Bete-Risotto mit Walnüssen und Ziegenkäse	Gemüse-Curry mit Basmatireis und frischem Koriander	Gemüsesticks mit Hummus	Bananen-Avocado-Mousse
18	Mango-Kokos-Sorbet mit Limettenminze	Gegrillter Lachs mit Quinoa und geröstetem Gemüse	Gemüsepfanne mit Hähnchenstreifen und Quinoa	Ingwer-Kurkuma-Energiekugeln	Beeren-Törtchen mit Mandelkruste
19	Chia-Pudding mit Beerenkompott	Vegetarische Buddha Bowl mit Kurkuma-Tahini-Dressing	Gefüllte Paprika mit Quinoa und Gemüse	Gemüsesticks mit Hummus	Avocado-Schoko-Mousse mit Himbeersauce
20	Quinoa-Salat mit geröstetem Gemüse und Zitronen-Kräuter-Dressing	Rote Linsen-Curry mit Kokosmilch und frischem Koriander	Gegrilltes Hähnchen mit Avocado-Salsa und Pommes	Chia-Pudding-Snack-Jars mit Beeren	Preiselbeeren in Naturgelee

Tag	Frühstück	Mittagessen	Abendessen	Snack	Dessert
21	Kokosnuss-Reispudding mit Mango	Gemüsecurry mit Kokosmilch und Basmatireis	Gefüllte Süßkartoffeln mit Spinat und Feta	Chia-Pudding-Snack-Jars mit Beeren	Avocado-Schoko-Mousse mit Himbeersauce
22	Chia-Pudding mit Beerenkompott	Rote-Bete-Risotto mit Walnüssen und Ziegenkäse	Gemüse-Curry mit Basmatireis und frischem Koriander	Gemüsesticks mit Hummus	Bananen-Avocado-Mousse
23	Mango-Kokos-Sorbet mit Limettenminze	Gegrillter Lachs mit Quinoa und geröstetem Gemüse	Gemüsepfanne mit Hähnchenstreifen und Quinoa	Ingwer-Kurkuma-Energiekugeln	Beeren-Törtchen mit Mandelkruste
24	Chia-Pudding mit Beerenkompott	Vegetarische Buddha Bowl mit Kurkuma-Tahini-Dressing	Gefüllte Paprika mit Quinoa und Gemüse	Gemüsesticks mit Hummus	Avocado-Schoko-Mousse mit Himbeersauce
25	Quinoa-Salat mit geröstetem Gemüse und Zitronen-Kräuter-Dressing	Rote Linsen-Curry mit Kokosmilch und frischem Koriander	Gegrilltes Hähnchen mit Avocado-Salsa und Pommes	Chia-Pudding-Snack-Jars mit Beeren	Preiselbeeren in Naturgelee
26	Kokosnuss-Reispudding mit Mango	Gemüsecurry mit Kokosmilch und Basmatireis	Gefüllte Süßkartoffeln mit Spinat und Feta	Chia-Pudding-Snack-Jars mit Beeren	Avocado-Schoko-Mousse mit Himbeersauce
27	Chia-Pudding mit Beerenkompott	Rote-Bete-Risotto mit Walnüssen und Ziegenkäse	Gemüse-Curry mit Basmatireis und frischem Koriander	Gemüsesticks mit Hummus	Bananen-Avocado-Mousse
28	Mango-Kokos-Sorbet mit Limettenminze	Gegrillter Lachs mit Quinoa und geröstetem Gemüse	Gemüsepfanne mit Hähnchenstreifen und Quinoa	Ingwer-Kurkuma-Energiekugeln	Beeren-Törtchen mit Mandelkruste
29	Chia-Pudding mit Beerenkompott	Vegetarische Buddha Bowl mit Kurkuma-Tahini-Dressing	Gefüllte Paprika mit Quinoa und Gemüse	Gemüsesticks mit Hummus	Avocado-Schoko-Mousse mit Himbeersauce
30	Quinoa-Salat mit geröstetem Gemüse und Zitronen-Kräuter-Dressing	Rote Linsen-Curry mit Kokosmilch und frischem Koriander	Gegrilltes Hähnchen mit Avocado-Salsa und Pommes	Chia-Pudding-Snack-Jars mit Beeren	Preiselbeeren in Naturgelee

Einkaufsliste für die Woche:

- Haferflocken
- Beeren (Himbeeren, Blaubeeren)
- Mandeln
- Quinoa
- Hummus
- Hähnchenbrust
- Brokkoli
- Süßkartoffeln
- Griechischer Joghurt
- Spinat
- Bananen
- Mandelmilch
- Vollkornbrot
- Eier
- Avocado
- Vollkornreis
- Kokosmilch
- Rote Bete
- Walnüsse
- Ziegenkäse
- Chia-Samen
- Karotten
- Mandelbutter
- Kokosraspeln
- Mangos
- Grünkohl
- Erdnussbutter
- Äpfel

Vorbereitungstipps:

- Planen Sie Ihre Mahlzeiten im Voraus und erstellen Sie eine Einkaufsliste.
- Bereiten Sie einige Zutaten im Voraus vor, z. B. kochen Sie Quinoa oder schneiden Sie Gemüse.
- Lagern Sie gesunde Snacks wie Nüsse und geschnittenes Gemüse für den einfachen Zugriff.
- Verwenden Sie Reste von Mahlzeiten für das Mittagessen am nächsten Tag, um Lebensmittelverschwendung zu vermeiden.

Dieser 30-Tage-Ernährungsplan bietet eine Vielzahl von ausgewogenen Mahlzeiten und Snacks, um eine entzündungshemmende Ernährung umzusetzen. Die Einkaufsliste und Vorbereitungstipps helfen Ihnen dabei, Ihren Plan effektiv umzusetzen und Ihre gesunden Essgewohnheiten beizubehalten.

Umrechnungstabelle für Messungen

Maßeinheit	Entsprechung
Gewicht	
1 Gramm (g)	0,001 Kilogramm (kg)
1000 Gramm (g)	1 Kilogramm (kg)
Volumen	
1 Milliliter (ml)	0,001 Liter (l)
100 Milliliter (ml)	0,1 Liter (l)
1 Liter (l)	1000 Milliliter (ml)
Löffelmaße	
1 Teelöffel (TL)	ca. 5 Milliliter (ml)
1 Esslöffel (EL)	ca. 15 Milliliter (ml)
Temperaturen	
100°C	Wasser kocht
180°C	Mittlere Backtemperatur
250°C	Hohe Backtemperatur
Sonstige	
1 Tasse	ca. 240 Milliliter (ml) / ca. 250 Gramm (g) für Wasser
1 Unze	ca. 28,35 Gramm (g)
1 Pfund	ca. 453,59 Gramm (g) / 0,453 Kilogramm (kg)

Glossar der Begriffe und FAQ zum Thema entzündungshemmende Ernährung.

Glossar der Begriffe:

1. Entzündung: Ein komplexer biologischer Prozess, der als Reaktion auf Verletzungen, Infektionen oder Krankheiten im Körper auftritt. Chronische Entzündungen können zu verschiedenen Gesundheitsproblemen führen.

2. Entzündungshemmend: Lebensmittel oder Nährstoffe, die dazu beitragen können, Entzündungen im Körper zu reduzieren oder zu verhindern.

3. Omega-3-Fettsäuren: Gesunde Fette, die entzündungshemmende Eigenschaften haben und in Lebensmitteln wie Fisch, Leinsamen und Walnüssen vorkommen.

4. Antioxidantien: Substanzen, die freie Radikale im Körper bekämpfen und so Entzündungen reduzieren können. Sie sind in einer Vielzahl von Lebensmitteln wie Beeren, dunklem Blattgemüse und Nüssen enthalten.

5. Polyphenole: Natürliche Verbindungen in Pflanzen, die eine entzündungshemmende Wirkung haben können. Sie sind in Lebensmitteln wie grünem Tee, Olivenöl und dunkler Schokolade enthalten.

6. Probiotika: Gute Bakterien, die die Darmgesundheit unterstützen und eine Rolle bei der Regulation des Immunsystems spielen. Probiotika sind in fermentierten Lebensmitteln wie Joghurt, Kefir und Sauerkraut enthalten.

FAQ (Häufig gestellte Fragen):

Was ist eine entzündungshemmende Ernährung?

1. Eine entzündungshemmende Ernährung ist eine Ernährungsweise, die darauf abzielt, Entzündungen im Körper zu reduzieren oder zu verhindern, indem sie Lebensmittel und Nährstoffe einschließt, die entzündungshemmende Eigenschaften haben.

Welche Lebensmittel sollten vermieden werden?

2. Lebensmittel, die Entzündungen fördern können, sollten vermieden werden, darunter verarbeitete Lebensmittel, raffinierte Kohlenhydrate, zuckerhaltige Getränke und Transfette.

Welche Lebensmittel sind entzündungshemmend?

3. Lebensmittel, die reich an Omega-3-Fettsäuren, Antioxidantien, Polyphenolen und Probiotika sind, haben entzündungshemmende Eigenschaften. Dazu gehören Fisch, Nüsse, Beeren, Gemüse, Olivenöl und fermentierte Lebensmittel.

Wie kann ich eine entzündungshemmende Ernährung in meinen Alltag integrieren?

4. Eine entzündungshemmende Ernährung kann durch schrittweise Änderungen der Ernährungsgewohnheiten, das Experimentieren mit neuen Rezepten und Lebensmitteln sowie das Planen von Mahlzeiten im Voraus in den Alltag integriert werden.

Welche Rolle spielt Bewegung bei der Entzündungshemmung?

5. Regelmäßige körperliche Aktivität kann ebenfalls dazu beitragen, Entzündungen im Körper zu reduzieren. Eine Kombination aus einer entzündungshemmenden Ernährung und regelmäßiger Bewegung kann die Gesundheit insgesamt verbessern.

Zusammenfassung:

Das Glossar der Begriffe und die FAQ bieten Lesern eine klare Erklärung der Schlüsselbegriffe im Zusammenhang mit einer entzündungshemmenden Ernährung sowie Antworten auf häufig gestellte Fragen, um ihnen dabei zu helfen, die Konzepte besser zu verstehen und erfolgreich in ihren Alltag umzusetzen.

QR CODE
HIER SCANNEN, UM DIE BONI HERUNTERZULADEN

ODER KOPIEREN UND FÜGEN SIE DEN LINK EIN:

https://rebrand.ly/BONUS-Entz